ARCHIV FÜR TIERERNÄHRUNG

UNTER MITWIRKUNG VON

Prof. Dr. Dr. W. Lenkeit, Göttingen. Prof Dr. K. Nehring, Rostock
Prof. Dr. Dr. Dr. h. c. Dr. h. c. Dr. h. c. A. Scheunert, Potsdam-Rehbrücke
Prof. Dr. Dr. W. Wöhlbier, Stuttgart-Hohenheim

HERAUSGEGEBEN VON

ERNST MANGOLD

Prof. Dr. med. Dr. phil. Dr. med. vet. h. c. Dr. agr. h. c. Dr. agr. h. c.
Direktor em. des Instituts für Tierernährungslehre
der Humboldt-Universität Berlin

5. BAND
Ausgegeben am 1. Mai 1955
HEFT

1

AKADEMIE-VERLAG · BERLIN

ARCH. TIERERNÄHRUNG · 5. BAND NR. 1 · S. 1–60 · BERLIN · 1. MAI 1955

INHALT

Das Archiv für Tierernährung erscheint zweimonatlich in Heften zu 64 Seiten im Format 17,5 × 25 cm. Der Preis des Heftes beträgt DM 8,50. 6 Hefte werden zu einem Band vereinigt. Der Besteller muß sich zur Abnahme eines Bandes verpflichten. Die Hefte werden jeweils einzeln berechnet. Im Jahre erscheint nicht mehr als 1 Band. Bestellungen werden direkt an den Akademie-Verlag GmbH., Berlin W 8, Mohrenstraße 39 oder über eine wissenschaftliche Buchhandlung erbeten.

Manuskriptsendungen — zugelassen sind die vier Kongreßsprachen — sind an den Herausgeber, Herrn Prof. Dr. Ernst Mangold, Berlin N 4, Invalidenstr. 42, zu richten. Mit der Veröffentlichung geht das alleinige Verlagsrecht an das Archiv für Tierernährung über. Daher müssen Arbeiten, die bereits an anderer Stelle veröffentlicht worden sind, zurückgewiesen werden. Die Verfasser verpflichten sich, Manuskripte, die vom Archiv für Tierernährung angenommen worden sind, nicht an anderer Stelle zu veröffentlichen.

Die Verfasser erhalten von größeren wissenschaftlichen Arbeiten 50 **Sonderdrucke** unentgeltlich Den Manuskripten beiliegende **Zeichnungen** müssen sauber, in zweifacher Größe ausgeführt sein. Wenn sie nicht voll reproduktionsfähig nach den Vorschriften des Normblattes DIN 474 eingereicht werden, ist die Beschriftung nur mit Bleistift einzutragen. Zur Herstellung von Netzätzungen sind nur einwandfreie Photographien brauchbar.

Für alle Literaturzitate sind die Vorschriften des Normblattes DIN 1502 und 1502 Beiblatt I maßgebend. Die Zitate müssen den Verfasser (mit den Anfangsbuchstaben der Vornamen), den vollständigen Titel der Arbeit und die Quelle mit Band, Seitenzahl und Erscheinungsjahr enthalten. Das Literaturverzeichnis soll alphabetisch geordnet sein.

Herausgeber und verantwortlich für den Inhalt: Prof. Dr. med. Dr. phil. Dr. med. vet. h. c. Dr. agr. h. c. Dr. agr. h. c. Ernst Mangold, Berlin N 4, Invalidenstraße 42 (Fernruf 42 96 64). Verlag: Akademie-Verlag GmbH., Berlin W 8, Mohrenstraße 39 (Fernruf: 20 03 86); Postscheckkonto: 350 21. Bestell- und Verlagsnummer dieses Heftes 1010/V/1. Das Archiv für Tierernährung erscheint vorläufig jährlich in 1 Band zu 6 Heften. Bezugspreis je Einzelheft DM 8.50, ausschließlich Porto und Verpackung. Satz und Druck: Robert Noske, Borna (Bez. Leipzig). Veröffentlicht unter der Lizenz-Nr. 1213 des Amtes für Literatur und Verlagswesen der Deutschen Demokratischen Republik. Printed in Germany.

Aus dem Institut für Fütterungslehre der Landwirtschaftlichen Hochschule Uppsala
(Direktor: Prof. Dr. JOEL AXELSSON)

JOEL AXELSSON

Der Einfluß des Rohfasergehaltes des Futters auf das Wachstum von Jungschweinen

I. Ergebnisse früherer Untersuchungen

Schon LATHROP und Mitarbeiter (1938) zeigten, daß das Wachstum und der Energieumsatz von Jungschweinen bei einem gewissen Gehalt der Trockensubstanz des Futters an Rohfaser ein Maximum erreichten, weshalb der Rohfasergehalt des Futters von Jungschweinen mit Hinblick auf Wachstum und Energieumsatz ein Optimum zeigte. Der Gehalt an Rohfaser wurde durch einen Austausch von Mais gegen Haferkleie in steigenden Mengen erhöht. In mehreren Versuchen wurde das stärkste Wachstum und die beste Ausnutzung des Futters bei 6,5—7,0% Rohfaser der Trockensubstanz desselben erreicht. Auch in den von NORDFELDT (1946a) mit Jungschweinen ausgeführten Versuchen trat ein solches Optimum zutage. Wurde der Gehalt an Rohfaser durch Ersatz von Mais oder Gerste durch Hafer in höherem Grade verschoben, so fand das maximale Wachstum bei einem Gehalt von 6,8—7,3% Rohfaser der Trockensubstanz des Futters statt, während bei einem Austausch von Mais gegen Weizenstrohmehl 4,0% Rohfaser optimal waren. Dieser Unterschied führte zur Auffassung, daß der optimale Gehalt mit dem Futtermittel wechseln soll, indem hierbei die Natur der Rohfaser entscheidend sei. Aus vielen Untersuchungen geht indessen hervor, daß der Einfluß des Rohfasergehaltes auf den Stoffwechsel des Körpers ziemlich gleichartig ist, trotz in chemischer Hinsicht recht heterogener Beschaffenheit der Rohfaser. Verfasser (1946) zog daher den Schluß, daß das Schwanken des optimalen Gehaltes in den Versuchen von NORDFELDT auf die geringe Anzahl Tiere und die dadurch großen Versuchsfehler zurückzuführen sei. Verfasser (1948) bearbeitete eine Anzahl Versuchsserien aus USA (Beltsville, Wisconsin, Illinois, Indiana und Ohio), in denen mehrere Futtermittel geprüft worden sind, und in diesen schwankte das Optimum für die Rohfaser zwischen 5,5 und 7,0%. In einer Untersuchung in der Schweiz zeigte GOLDSTEIN (1950), daß das Wachstum der Schweine gleichwie die Ausnutzung der Futterenergie am größten war, wenn das tägliche Futter eine gewisse Menge Ballast enthielt. Da die Verdaulichkeit des Futters, wie später gezeigt wird, einen geradlinigen Zusammenhang mit seinem Gehalt an Rohfaser zeigt, ist das Optimum an Ballast gleichbedeutend mit einem solchen an Rohfaser.

In den hier behandelten Versuchen bilden die Resultate Mittelwerte für den Hauptteil der Wachstumsperiode, in der Regel für das Gewichtsintervall

30—100 kg. Häufig wird indessen angenommen, daß das Optimum an Rohfaser im Verlauf des Wachstums zunimmt, weshalb der Gehalt des Futters an solchem in der Praxis mit zunehmendem Alter der Schweine oft erhöht wird. Um die Berechtigung einer solchen Erhöhung klarzulegen, wurde im Februar 1951 eine Serie Versuche begonnen, bei denen die Wachstumsperiode in drei Abschnitte geteilt wurde. Das Ergebnis der vier ersten Versuche ist von AXELSSON und ERIKSSON (1953) zusammengefaßt worden. Seitdem wurden weitere drei Versuche ausgeführt, sodaß nun insgesamt sieben vorliegen. Im Folgenden werden die Ergebnisse dieser Versuche besprochen, wobei auch über die Verdaulichkeit des Futters berichtet wird.

II. Die eigenen weiteren Versuche

1. Tiermaterial und Versuchsmethodik

Die Versuche umfaßten die Zeit von Februar 1951 bis Frühjahr 1954. Insgesamt nahmen 112 Tiere teil und jeder Versuch bestand aus vier Gruppen zu je vier Schweinen. Sämtliche Tiere wurden von der Jungschwein-Vermittlung des Schlächtereivereins Stockholm-Gävle bei einem Gewicht von etwa 20 kg eingekauft. In jedem Versuch gehörten sämtliche Schweine entweder der Großen Weißen Englischen Rasse oder der Veredelten Landrasse an. Unmittelbar nach dem Einkauf folgte eine Vorbereitungsperiode, die sich bis zu einem Gewicht von ungefähr 30 kg erstreckte. Dann folgten drei Versuchsperioden, von denen Periode I die Gewichte 30—50 kg, Periode II 50—70 kg und Periode III 70 kg bis zum Schlachtgewicht umfaßten. Im vorliegenden Bericht wurde die letztgenannte Periode auf 70—90 kg begrenzt, da in den drei letzten Versuchen die Schlachtung bei einem Gewicht von etwa 90 kg stattgefunden hat. Beim Übergang von der Vorbereitungsperiode zur Periode I wurden die Schweine jedes Versuches auf vier Gruppen so verteilt, daß diese untereinander so gleich wie möglich waren.

Die Fütterung erfolgte automatisch, und für jede Gruppe wurde während einer gewissen Periode nur eine Futtermischung verwendet. Die Automaten waren so konstruiert, daß die Menge von verlorenem Futter ziemlich unbedeutend war, weshalb dieses als von den Schweinen konsumiert betrachtet wurde. Auch das Wasser wurde automatisch verabreicht und die Schweine konnten nach Bedarf trinken. Irgendeine andere Flüssigkeit wurde nicht gegeben.

Die Futtermischungen jeder Periode sind für die vier Gruppen in Tabelle 1 aufgenommen. Außer der Menge der verschiedenen Futterstoffe ist auch ihr Gehalt an Energie und wichtigeren Nährstoffen angegeben.

Laut Tab. 1 enthielt die Futtermischung während der vorbereitenden Periode 6,6% Rohfaser in der Trockensubstanz. Während der folgenden Perioden stieg der Gehalt von 4,8% in Gruppe I bis auf 9,3% in Gruppe IV während jeder der drei Versuchsperioden. Binnen jeder Gruppe war daher der Gehalt während der ganzen Versuchsperiode unverändert, also während eines Gewichtsintervalls von 30—90 kg. Durchschnittlich enthielten alle Mischungen

Tabelle 1. *Die Zusammensetzung der Futtermischungen während jeder Periode der vier Gruppen*

Periode	Vorbereitende Periode	Periode 1 (30—50 kg)				Periode 2 (50—70 kg)				Periode 3 (70—90 kg)			
Gruppe	I—IV	I	II	III	IV	I	II	III	IV	I	II	III	IV
Rohfaser in % d. Trockensubst. d. Futters	6,6	4,8	6,3	7,8	9,3	4,8	6,3	7,8	9,3	4,8	6,3	7,8	9,3
Futterstoffe in % der Mischung													
Mischgetreide (Gerste und Hafer)	76,0	35,1	33,5	31,9	30,4	34,6	33,0	31,4	29,3	37,9	36,2	34,5	32,9
Mais	7,0	50,0	48,0	46,0	44,0	53,0	51,0	49,0	47,0	53,0	51,0	49,0	47,0
Fischmehl	4,4	4,0	3,9	3,9	3,8	3,0	2,9	2,9	2,8	1,9	1,9	1,9	1,9
Fleischmehl	4,4	3,9	3,9	3,8	3,8	2,9	2,9	2,8	2,8	1,9	1,9	1,9	1 9
Heumehl (Klee oder Luzerne)	6,2	5,0	5,0	5,0	5,0	4,8	4,8	4,8	4,8	3,8	3,8	3,8	3,8
Weizenstrohmehl	—	—	3,7	7,4	11,0	—	3,7	7,4	11,0	—	3,7	7,4	11,0
Sulfithefe (getrocknet)	0,9	0,9	0,9	0,9	0,9	0,7	0,7	0,7	0,7	0,5	0,5	0,5	0,5
D_3-Vitaminpräparat	0,3	0,3	0,3	0,3	0,3	0 2	0,2	0,2	0,2	0,2	0,2	0,2	0,2
Kochsalz	0,2	0,2	0,2	0,2	0,2	0,2	0,2	0,2	0,2	0,2	0,2	0,2	0,2
Calciumkarbonat	0,6	0,6	0,5	0,5	0,4	0,6	0,5	0,5	0,4	0,6	0,5	0,5	0,4
Knochenmehl	—	—	0,1	0,1	0,2	—	0,1	0,1	0,2	—	0,1	0,1	0,2
Nährstoffgehalt der Mischungen													
Umsetzbare Energie, Mcal je kg Futter	2,76	3,03	2,93	2,83	2,73	3,03	2,93	2,83	2,73	3,03	2,93	2,83	2,73
Protein, g je kg Futter	161	155	152	149	146	145	141	138	134	132	129	126	124
Verdauliches Protein, g je kg Futter	132	125	122	118	115	115	111	108	105	104	101	98	95
„ „ g je Mcal	48	41	41	41	41	38	38	38	38	35	35	35	35
Animales Prot. in % von verdaul. Prot.	40	40	40	40	40	32	32	32	32	23	23	23	23
Calcium, g je kg Futter	6,9	6,3	6,3	6,3	6,3	5.7	5,7	5,7	5,7	4,8	4,8	4,8	4,8
Phosphor, g je kg Futter	4,7	4,2	4,2	4,2	4,2	4,0	4,0	4,0	4,0	3,7	3,7	3,7	3,7
Ca-P-Quotient	1,5	1,5	1,5	1,5	1,5	1,4	1,4	1,4	1,4	1,3	1,3	1,3	1,3

87,7% Trockensubstanz. Aus der Tabelle geht ferner hervor, daß die Zunahme an Rohfaser während jeder Periode von Gruppe I bis IV durch ein Austauschen von Getreide gegen Weizenstrohmehl erreicht wurde. Dieser Futterstoff wurde wegen seiner indifferenten Natur gewählt, gekennzeichnet durch seinen unbedeutenden Gehalt an speziellen Substanzen wie Protein, Vitaminen und Mineralstoffen. Der Gehalt der Mischungen an umsetzbarer Energie wurde mittelst der vom Verfasser (1939) für erwachsene Schweine zusammengestellten Verdauungskoeffizienten für die verabreichten Futterstoffe und den vom Verfasser (1939, 1949a) gleichwie von AXELSSON und ERIKSSON (1950) nachgewiesenen Mengen umsetzbarer Energie je g der verdauten Nahrung berechnet. Die Energiemengen wurden in Megakalorien (Mcal) angegeben, wobei 1 Mcal 1000 Kilokalorien (Kcal) oder 1 000 000 Kalorien (cal) enthält. Wie ersichtlich nahm die Menge umsetzbarer Energie je kg Futter mit einer Zunahme der Rohfaser in der Trockensubstanz ab.

Außerdem zeigt die Tabelle, daß der Proteingehalt des Futters von Periode zu Periode abnahm, indem während jedes Teils des Wachstums ein optimaler Proteingehalt vorausgesetzt wurde. Ferner ergibt sich, daß der Gehalt während jeder Periode mit zunehmendem Rohfasergehalt des Futters etwas abnahm, indem gleiche Mengen verdaulichen Proteins je Mcal umsetzbarer Energie angestrebt wurden. Die Verdaulichkeitskoeffizienten für das Protein stammen von Versuchen mit Schweinen. Gleichzeitig nahm der Gehalt des verdaulichen Proteins an animalem Protein ab. Schließlich zeigt die Tabelle, daß der Gehalt des Futters an Calcium und Phosphor in den vier Gruppen in jeder Periode gleich war, während der Gehalt im Verlauf des Versuches abnahm. Wenn die Mischungen kein Strohmehl enthielten (Gruppe I), wurde kein Phosphat (Knochenmehl) zugesetzt, da der Phosphorgehalt des natürlichen Futters dann für den Bedarf vollkommen genügte. Calciumkarbonat und Kochsalz wurden dagegen verabreicht. Die Vitaminzufuhr wurde mit Heumehl, Sulfithefe und einem D_2-Vitaminpräparat reguliert, wobei optimale Mengen angestrebt wurden. Unsere Kenntnisse betreffs dieser Mengen sind indessen noch recht unvollständig. Der Karotingehalt des Heumehls sank von 180—200 mg je kg Trockensubstanz im Herbst auf 100—120 mg zu Beginn des folgenden Sommers. Von D_2-Vitamin enthielt das Präparat 1000 IE je g.

Die verwendeten Futterstoffe wurden analysiert, wobei von jeder eingekauften Partie Proben gezogen worden sind. Die Mengen der verschiedenen Futterstoffe in den Mischungen wurden auf Grund der Analysenwerte reguliert, sodaß die zu jedem Versuch benutzten Mischungen die in der Tabelle angegebene Zusammensetzung haben sollten. Die Analysen wurden nach Standardmethoden ausgeführt.

Die Schweine behielten ihre gewöhnlichen Boxen, wobei Stroh als Streu verwendet wurde. Während der Versuchszeit wurden die Schweine nicht ins Freie gelassen. Sämtliche Schweine verzehrten eine geringere Menge Streu, namentlich nach der Neueinlage von Stroh; die Menge desselben konnte nicht bestimmt werden. Sie dürfte bei niedrigem Gehalt an Rohfaser am größten und bei hohem am kleinsten gewesen sein. Die Versuchsergebnisse sind daher, wenn Stroh als Streumittel benutzt wird, in der Praxis direkt verwendbar. Die Temperatur im Stall war während der wärmsten Jahreszeit höher als während der kältesten. Zwischen dem Wachstum der Schweine und der Temperatur konnte jedoch kein Zusammenhang festgestellt werden. Die Schweine wurden wöchentlich gewogen. Das letzte Wiegen fand unmittelbar vor der Lieferung zur Schlächterei statt. Nach der Schlachtung wurde das Gewicht des Körpers und die Qualitätsklasse ermittelt.

Die statistische Bearbeitung des Materials erfolgte nach dem von SNEDECOR (1946) ausgearbeiteten Handbuch.

2. *Die Verdaulichkeit der Nahrung*

Die Verdaulichkeit der Nahrung in den Futtermischungen wurde in einem während des Sommers 1953 ausgeführten Versuch bestimmt. Diese Arbeit wurde von Dozent STURE ERIKSSON geleitet. Es wurde die indirekte Methode (die Leitkörpermethode) benutzt, wobei je 100 kg jeder Futtermischung 152,6 g Cr_2O_3 zugesetzt wurden. Die Schweine wurden im Verlauf des Verdaulichkeitsversuches in den Boxen belassen. Es wurde jedoch kein Stroh eingestreut, sodaß die ganze Menge aufgenommenen Futters kontrolliert werden konnte. Die Aufsammlungsperiode betrug sechs Tage, und die Kotprobe wurde täglich individuell von jedem Schwein genommen. Die Verdaulichkeit des Futters wurde also für jedes der vier Schweine der Gruppe ermittelt, worauf die Mittelwerte berechnet wurden.

Während jeder Periode sank der Verdaulichkeitskoeffizient für die einzelnen Nährstoffe kontinuierlich von Gruppe I bis zu Gruppe IV, was auf den zunehmenden Gehalt an Rohfaser in der Trockensubstanz des Futters zurückzuführen ist. Das Abnehmen des Koeffizienten, das während der drei Perioden gleich war, gab im Mittel je Prozent Zunahme des Rohfasergehaltes folgende Werte:

Protein	0,81 Einheiten
Rohfett	1,29 Einheiten
N-freie Extraktstoffe	1,29 Einheiten
Rohfaser	0,35 Einheiten
Organische Substanz	1,95 Einheiten

Am stärksten nahm der Koeffizient also für Rohfett und stickstoffreie Extraktstoffe, am schwächsten für die Rohfaser ab. Für die gesamten organischen Substanzen war die Abnahme stärker als für die einzelnen Nährstoffe, abhängig davon, daß nur ein kleiner Teil der Rohfaser verdaut wurde, woneben sein Anteil an der organischen Substanz allmählich zunahm. So sank der Verdaulichkeitskoeffizient für die organische Substanz mit nicht weniger als 1,95 Einheiten je Prozenteinheit Zunahme an Rohfasergehalt der Trockensubstanz. In einer früheren Untersuchung der Verdaulichkeit einzelner Futterstoffe fand Verfasser (1941a) eine Abnahme um 1,68 Einheiten. In einer anderen Untersuchung (1941b) über die Verdaulichkeit des Gesamtfutters betrug die Abnahme 1,60 Einheiten. Dieselbe Abnahme fand Verfasser (1949b) in einer späteren Untersuchung der Verdaulichkeit einzelner Futterstoffe. In diesen drei Untersuchungen war die Verdaulichkeit der Rohfaser erheblich höher als im vorliegenden Versuch, was den niedrigeren Regressionskoeffizienten erklärt. Andererseits fand NORDFELDT (1946a) eine Abnahme des Koeffizienten für die organische Substanz mit 2,01 Einheiten je Einheit zunehmenden Gehaltes an Rohfaser in der Trockensubstanz.

Bei der Ausgleichung der Verdaulichkeitskoeffizienten mit der Methode der kleinsten Quadrate für die vier Gruppen während jeder der drei Perioden wurden für die verschiedenen Nährstoffe die in der Tabelle 2 angeführten Werte erhalten.

Tabelle 2. *Ausgeglichene Verdaulichkeitskoeffizienten für jeden Nährstoff binnen den verschiedenen Perioden und Gruppen*

Periode	1 (30—50 kg)				2 (50—70 kg)				3 (70—90 kg)			
Gruppe	I	II	III	IV	I	II	III	IV	I	II	III	IV
Nährstoff:												
Protein	71,3	70,1	68,9	67,6	73,6	72,4	71,2	69,9	75,9	74,7	73,5	72,2
Rohfett	69,9	68,0	66,0	64,1	77,6	75,7	73,7	71,8	85,3	83,4	81,4	79,5
N-freie Extraktstoffe	86,1	84,2	82,2	80,3	88,4	86,5	84,5	82,6	89,8	87,9	85,9	84,0
Rohfaser	1,7	1,2	0,7	0,2	8,2	7,7	7,2	6,7	14,7	14,2	13,7	13,2
Organische Substanz	78,4	75,5	72,6	69,7	81,6	78,7	75,8	72,9	84,0	81,1	78,2	75,3

Die oben erwähnte Abnahme von Gruppe I bis zu Gruppe IV für die Verdaulichkeitskoeffizienten der Nährstoffe tritt in dieser Tabelle für jede der drei Perioden zutage. Außerdem ergibt sich, daß der Verdaulichkeitskoeffizient binnen jeder Periode für die stickstoffreien Extraktstoffe am höchsten und für die Rohfaser am niedrigsten gewesen ist. Die extrem niedrige Verdaulichkeit für die letztgenannte Substanz beruhte darauf, daß sie hauptsächlich von Heu- und Strohmehl herstammte.

Von besonderem Interesse ist, daß die Verdaulichkeit für jede Gruppe von Stoffen, gleichwie für die gesamte organische Substanz, von Periode 1 bis zu Periode 3, also im Verlauf des Wachstums der Schweine, zunahm. Bei Wahl der Verdaulichkeit in Gruppe II als Ausgangspunkt, wird für die Koeffizienten der verschiedenen Nährstoffe folgende Zunahme erhalten.

Zunahme für	*Periode 1 bis Periode 2*	*Periode 2 bis Periode 3*
Protein	2,3 Einheiten	2,3 Einheiten
Rohfett	7,7 Einheiten	7,7 Einheiten
N-freie Extraktstoffe	2,3 Einheiten	1,4 Einheiten
Rohfaser	6,5 Einheiten	6,5 Einheiten
Organische Substanz	3,2 Einheiten	2,4 Einheiten

Laut diesen Zahlen war die Verbesserung der Verdaulichkeit während des Wachstums der Schweine für Rohfett und Rohfaser am stärksten, für die N-freien Extraktstoffe am schwächsten. Der Unterschied zwischen den Nährstoffgruppen dürfte mit ihrem verschiedenen Gehalt in der Trockensubstanz des Futters zusammenhängen, indem eine gewisse Abnahme der mit dem Kot verlorenen Menge das stärkste Ansteigen des Koeffizienten für den Nährstoff mit dem geringsten Gehalt im Futter bedingte. Für die gesamte organische Substanz stieg der Koeffizient um 3,2 Einheiten von Periode 1 zu Periode 2 und mit 2,4 Einheiten von Periode 2 zu Periode 3.

Daß die von der Periode 1 zur Periode 3 stattgefundene Zunahme der Verdaulichkeitskoeffizienten hauptsächlich durch das zunehmende Alter der Schweine und der damit zusammenhängenden Verbesserung der Funktion des Digestionskanals bedingt wird, ist offenbar. Die während dieser Zeit erfolgte Veränderung der Futtermischungen war nämlich allzu unbedeutend, als daß sie eine nennenswerte Rolle hätte spielen können, namentlich da der Gehalt der Trockensubstanz an Rohfaser unverändert beibehalten worden ist. Hierzu kommt, daß ein Einfluß des Alters der Schweine auf die Verdaulichkeit des Futters früher nachgewiesen worden ist. So hat sich die Verdaulichkeit während des Wachstums der Schweine in den von EDIN und Mitarbeitern (1930) ausgeführten Versuchen verbessert. Ähnliche Ergebnisse erhielten THOMANN und Mitarbeiter (1934) in mehreren Versuchsreihen. Außerdem fand NORDFELDT (1946b) eine bessere Verdaulichkeit bei Sauen als bei Jungschweinen.

Bei der Bearbeitung der in Möckern mit wachsenden Schweinen ausgeführten Respirationsversuche konnten in den oben erwähnten Arbeiten des Verf. folgende Mengen umsetzbarer Energie je g verdaulicher Substanz der verschiedenen Nährstoffe nachgewiesen werden.

Protein	4,6 Kcal
Rohfett	8,5 Kcal
N-freie Extraktstoffe	4,0 Kcal
Rohfaser	3,5 Kcal

Ausgehend von diesen Werten wurden die Mengen umsetzbarer Energie je kg jeder Futtermischung, 87,7% Trockensubstanz enthaltend, mit folgenden Ergebnissen berechnet:

	Umsetzbare Energie in Mcal je kg Futter in Gruppe			
	I	II	III	IV
Periode 1 (30—50 kg)	2,827	2,716	2,605	2,503
Periode 2 (50—70 kg)	2,950	2,844	2,731	2,622
Periode 3 (70—90 kg)	3,047	2,936	2,829	2,715
Laut Tabelle 1	3,030	2,930	2,830	2,730

Diese Zahlen zeigen, daß die Menge umsetzbarer Energie je kg Futter während jeder Periode von Gruppe I bis zu Gruppe IV abnahm, was auf eine hierbei erfolgende Zunahme des Rohfasergehaltes der Trockensubstanz zurückzuführen ist. Überdies zeigt sich, daß die Menge für jede Gruppe von Periode 1 bis Periode 3 zunahm, da sich hierbei die oben nachgewiesene Verbesserung der Funktion des Digestionskanals geltend machte. Die während Periode 3 zugeführte Menge umsetzbarer Energie stimmte sehr nahe mit der vom Verf. (1939) in seiner Futterstofftabelle für Schweine angegebenen überein. Die Koeffizienten dieser Tabelle sind daher der Berechnung des Energiegehaltes der Futtermischungen für sämtliche Perioden zugrunde gelegt worden. Die hierfür erhaltenen Werte sind, wie schon oben erwähnt, der Tabelle 1 zu entnehmen.

3. *Futterverbrauch, Wachstum und Energieausbeute der Schweine*

Die im Mittel je Schwein in den verschiedenen Gruppen während jeder Versuchsperiode sowie während der ganzen Versuchszeit verbrauchten Mengen an Futter und Energie, wie auch das beobachtete Wachstum und die je kg Zuwachs verbrauchten Mengen umsetzbarer Energie sind in Tabelle 3 zusammengestellt.

Tabelle 3. *Täglicher Futterverbrauch, Zunahme und Energieausbeute der Schweine binnen den verschiedenen Perioden und Gruppen*

	Gruppe			
	I	II	III	IV
Futter je Tier und Tag in kg				
Periode 1	2,03	2,09	2,16	2,22
„ 2	2,86	2,92	2,99	3,06
„ 3	3,40	3,46	3,47	3,56
„ 1—3	2,71	2,76	2,81	2,88
Energie je Tier und Tag in Mcal				
Periode 1	6,17	6,12	6,11	6,05
„ 2	8,67	8,57	8,46	8,36
„ 3	10,29	10,13	9,82	9,71
„ 1—3	8,20	8,09	7,95	7,85
Zunahme je Tier und Tag in g				
Periode 1	640	663	635	613
„ 2	780	806	783	772
„ 3	816	862	822	807
„ 1—3	738	768	739	721
Energie je kg Zunahme in Mcal				
Periode 1	9,63	9,24	9,62	9,87
„ 2	11,12	10,63	10,80	10,82
„ 3	12,61	11,75	11,95	12,03
„ 1—3	11,11	10,53	10,76	10,89

Aus der ersten Abteilung von Tab. 3 ergibt sich, daß das je Tier und Tag konsumierte Futter von Periode 1 bis Periode 2 erheblich stärker zunahm als von Periode 2 bis Periode 3. Ferner zeigt sich, daß die tägliche Futtermenge binnen jeder Periode von Gruppe I zu Gruppe IV zunahm, also gleichzeitg mit einer Erhöhung des Gehaltes der Trockensubstanz an Rohfaser. Mit einer Zunahme dieses Gehaltes von 4,8% (Gruppe I) auf 9,3% (Gruppe IV) stieg die tägliche Futtermenge während der ganzen Versuchszeit mit durchschnittlich 6,3%. Eine ähnliche Zunahme ergab sich in den von LATHROP und Mitarb. (1938) ausgeführten Versuchen. Die Zunahme kann nicht durch eine Verbesserung der Schmackhaftigkeit bedingt sein, da diese mit steigendem Rohfasergehalt wahrscheinlich abgenommen hat. Anstatt dessen dürfte sie darauf beruhen, daß der Energieinhalt je kg Futter abgenommen hat, wobei die Schweine dies durch eine erhöhte Konsumption zu kompensieren versuchten.

Eine volle Kompensation wurde, wie die zweite Abteilung der Tabelle zeigte, hierbei jedoch nicht erreicht, indem die Energiemenge im Tagesfutter von Gruppe I bis Gruppe IV etwas abgenommen hat. So betrug sie für Gruppe IV nur 95,7% der Menge für Gruppe I.

Die dritte Abteilung der Tabelle 3 zeigt, daß die tägliche Zunahme der Schweine von Periode 1 auf Periode 2 größer war als von Periode 2 auf Periode 3, was die oben erwähnte Differenz in der Zunahme des Futterverbrauches binnen der gleichen Zeit verursacht haben dürfte. Außerdem zeigt die Tabelle, daß die Gruppe II während allen drei Perioden das stärkste Wachstum gezeigt hat. Demnächst folgen die Gruppen I und III; Gruppe IV zeigte das schwächste Wachstum. Dieses Ergebnis spricht dafür, daß der Rohfasergehalt des Futter vom Gesichtspunkt des Wachstums ein Optimum aufwies.

Bei einer Ausgleichung des mittleren Wachstums der Gruppen je Versuchsperiode wie auch während der ganzen Versuchszeit mit der Methode der kleinsten Quadrate wurden untenstehende Funktionen erhalten. In diesen bedeutet y die Zunahme in g je Tier und Tag sowie x der Rohfasergehalt in % der Trockensubstanz der Futtermischungen.

Periode 1: $y = 455 + 63{,}2\,x - 4{,}99\,x^2$
Periode 2: $y = 615 + 54{,}8\,x - 4{,}11\,x^2$
Periode 3: $y = 541 + 91{,}0\,x - 6{,}77\,x^2$
Periode 1–3: $y = 529 + 69{,}8\,x - 5{,}33\,x^2$

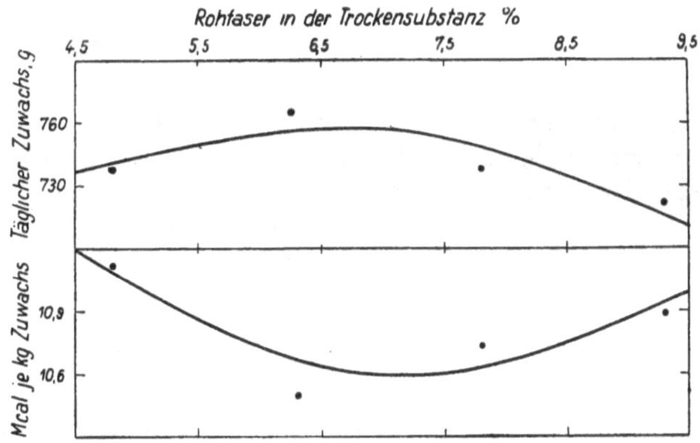

Abb. 1. Die Schwankung des täglichen Zuwachses (oben) und der Energieausbeute (unten) bei verschiedenem Rohfasergehalt in der Trockensubstanz der Futterrationen im Institutsversuch mit Jungschweinen.

Die Funktion für die ganze Versuchszeit ist in Figur 1 graphisch wiedergegeben. Diese Funktionen gaben folgende Werte für den optimalen Rohfasergehalt und für die hierbei erhaltene tägliche Zunahme (die maximale Zunahme).

	Optimaler Gehalt an Rohfaser in %	Maximale Zunahme in g
Periode 1	6,32	654
Periode 2	6,67	797
Periode 3	6,72	847
Periode 1—3	6,55	758

Laut diesen Ergebnissen wurde der optimale Rohfasergehalt von der einen zur anderen Periode nur in geringem Grad verschoben. Die Unterschiede zwischen den Perioden waren allzu klein, um ihnen, wenn auch die Versuchsfehler berücksichtigt wurden, eine eigentliche Bedeutung zumessen zu können. Es erscheint der Schluß berechtigt, daß etwa 6,6% Rohfaser der Trockensubstanz des Futters vom Standpunkt der Zunahme während der ganzen Wachstumsperiode als optimal zu betrachten sind.

Laut der letzten Abteilung in Tabelle 3 stieg der Energieverbrauch je kg Zunahme von Periode 1 bis Periode 3, wobei die Erhöhung von Periode 1 auf Periode 2 größer war als von Periode 2 auf Periode 3. Ferner zeigt sich, daß die kleinste Menge Futterenergie je kg Zunahme während jeder Periode in Gruppe II verbraucht wurde. Demnächst in der Reihenfolge kommt Gruppe III und dann Gruppe IV. Der größte Energieverbrauch je kg Zunahme ist in Gruppe I zu beobachten. Bei einer Ausgleichung mit der Methode der kleinsten Quadrate ergeben sich für die verschiedenen Perioden wie auch für die ganze Versuchszeit folgende Funktionen, worin y den Energieverbrauch in Mcal je kg Zunahme und x den Rohfasergehalt in % der Trockensubstanz der Futtermischungen angibt.

Periode 1: $y = 12{,}4 - 0{,}93\,x + 0{,}071\,x^2$
Periode 2: $y = 16{,}4 - 1{,}73\,x + 0{,}127\,x^2$
Periode 3: $y = 17{,}7 - 1{,}58\,x + 0{,}104\,x^2$
Periode 1–3: $y = 14{,}7 - 1{,}14\,x + 0{,}079\,x^2$

Aus diesen Gleichungen berechnen sich folgende Werte für den optimalen Rohfasergehalt und die hierbei verbrauchte Energiemenge je kg Zunahme (die Minimummenge Energie):

	Optimaler Gehalt an Rohfaser in %	Energieminimum in Mcal
Periode 1	6,53	9,36
Periode 2	6,82	10,48
Periode 3	7,54	11,77
Periode 1—3	7,23	10,52

Auch hier waren die Unterschiede zwischen den Rohfaseroptima der verschiedenen Perioden allzu klein um signifikativ zu sein, weshalb der Schluß gezogen wurde, daß ein Gehalt von 7,2% Rohfaser in der Trockensubstanz der Futtermischungen während der ganzen Wachstumsperiode den kleinsten Energieverbrauch je kg Zunahme gegeben hat. Dieser Verbrauch betrug während der ganzen Versuchszeit (die Perioden 1—3) 10,52 Mcal umsetzbare Energie, was bedeutet, daß während der Gewichtsperiode 30—90 kg durchschnittlich 3,69 kg Futter je kg Zunahme erforderlich gewesen sind. Die für die ganze Versuchszeit erhaltene Funktion ist in Figur 1 graphisch dargestellt.

Laut Vorstehendem wurde die *größte Zunahme bei 6,6%* und die *beste Energieausbeute bei 7,2% Rohfaser in der Trockensubstanz des Futters* erhalten. Das Optimum fällt also in den beiden Fällen nicht zusammen. Der Unterschied dürfte auf die von Versuchen und Erfahrung wohlbekannte Erscheinung zurückzuführen sein, daß der Verbrauch an Futter je kg Zunahme sinkt, wenn die Futtermenge begrenzt wird, sodaß die Schweine nicht stets satt gehalten werden. Wie aus Obigem hervorgeht, wurde in den hier behandelten Versuchen die Energieaufnahme im Tagesfutter mit steigendem Rohfasergehalt begrenzt. Überdies wirkte mit, daß der Mästungsgrad der Schweine gleichzeitig eine abnehmende Tendenz aufwies, was im folgenden beleuchtet werden soll.

4. *Die Schlachtausbeute der Schweine*

Die während des Transportes zur Schlächterei zusammen mit den während der Schlachtung auftretenden Gewichtsverluste wechselten recht stark für die zu jeder Gruppe gehörigen Schweine, da zufällige Verhältnisse sowie Wiegungsfehler sich geltend machten. Wie schon erwähnt, wurden die Schweine der vier ersten Versuche mit einem Gewicht von etwa 100 kg und die der drei letzten Versuche mit einem solchen von ungefähr 90 kg geschlachtet. Der Mittelwert wurde jedoch für alle sieben Versuche berechnet. Hierbei wurden je Gruppe folgende Verluste festgestellt:

Gruppe Nr.	Transport- und Schlachtverlust in %
I	26,2
II	27,0
III	27,1
IV	26,6

Da diese Verlustprozente keinen systematischen Gang zeigen und die Unterschiede zwischen denselben gering sind, erscheint der Schluß berechtigt, daß die Schwankungen durch die oben erwähnten Zufälligkeiten bedingt sind. So trat kein deutlicher Einfluß des Rohfasergehaltes des Futters auf den Verlust zutage. Bei Vorhandensein eines solchen Einflußes sollte der Verlust von Gruppe I zu Gruppe IV geradlinig angestiegen sein, da hierbei die tägliche Futtermenge zunahm. Aus Tabelle 3 geht indessen hervor, daß die Zunahme recht unbedeutend war, weshalb auch ihr Einfluß auf den Verlust gering gewesen ist.

Die Qualität des Schlachtkörpers wurde von der Schlächterei beurteilt. In den vier ersten Versuchen wurde bei einem Gewicht von etwa 100 kg geschlachtet. Hierbei wurde der Mästungsgrad okulär mit folgenden Ergebnissen festgestellt:

	Anzahl Schweine		
Gruppe Nr.	angemessen fett	etwas zu fett	allzu fett
I	9	5	2
II	11	3	2
III	11	5	—
IV	12	3	1

Laut dieser Beurteilung trat mit zunehmendem Rohfasergehalt des Futters eine schwache Tendenz zu erhöhter Anzahl angemessen fetter Schweine zutage. In den drei letzten Versuchen wurde die Dicke des Rückenspecks beurteilt, woneben die Klassifizierung vorgenommen wurde. Hierbei resultierten folgende Zahlen.

Gruppe Nr.	Dicke des Rückenspecks in mm	Klassifikation in % extra prima	prima
I	30,6	75	25
II	29,6	91	9
III	28,4	90	10
IV	29,4	90	10

Auch in diesen drei Versuchen machte sich eine schwache Tendenz zu verbesserter Qualität mit steigendem Gehalt an Rohfaser im Futter geltend, also von Gruppe I zu Gruppe IV. Die Unregelmäßigkeit war jedoch recht groß, bedingt dadurch, daß für den Mästungsgrad und die Klassifikation in erster Linie der Typ der Schweine entscheidend ist. Und der Typ wechselt binnen jeder Gruppe ziemlich stark. Ein gewisser Einfluß der Fütterung macht sich indessen geltend, indem u. a. ein zunehmender Gehalt an Rohfaser den Schlachtverlust erhöht und den Mästungsgrad der Schweine herabsetzt. Es scheint jedoch eine recht starke Verschiebung des Rohfasergehaltes erforderlich, damit eine merkbarere Veränderung eintritt. Neigen die Schweine dazu so fett zu werden, daß ein Preisabzug in Frage kommt, so kann es indessen notwendig sein, den Gehalt des Futters an Rohfaser über den vom Standpunkt des Wachstums und der Energieausbeute optimalen zu erhöhen.

5. *Die Futterkosten für das Wachstum*

Da sämtliche Futterstoffe eingekauft wurden, so konnte der Preis je kg jeder Futtermischung berechnet werden. Der Einkaufspreis des Futters wechselte jedoch von Versuch zu Versuch. Da aber die Preisschwankung das Futter sämtlicher Gruppen jedes Versuchs traf, konnte der mittlere Preis für die sieben Versuche einem Vergleich der Futterkosten je kg Zunahme in den vier Gruppen zugrunde gelegt werden. Die folgenden Zahlen zeigen das Ergebnis:

	Gruppe I	II	III	IV
Mittlerer Preis je 100 kg Futter in Kronen	43,65	43,10	42,55	42,00
Zunahme je 100 kg Futter, kg	27,23	27,82	26,30	25,03
Futterkosten je kg Zunahme, Kronen	1,60	1,55	1,62	1,68

Wie ersichtlich fällt der Preis je 100 kg Futter mit steigendem Rohfasergehalt. Die Abnahme war jedoch recht klein, da das Strohmehl fertig bereitet von einem anderen Ort eingekauft werden mußte. Ferner zeigt sich, daß die niedrigsten Futterkosten je kg Zunahme in Gruppe II erhalten wurden. Bei einer Ausgleichung der Serie mit der Methode der kleinsten Quadrate resultiert folgende Funktion:

$$y = 2{,}04 - 0{,}152\,x + 0{,}0122\,x^2$$

In dieser entspricht y den Futterkosten in Kronen je kg Zunahme und x dem Rohfasergehalt in % der Trockensubstanz der Futtermischung. y erreicht ein Minimum bei 6,33% Rohfaser, welcher Gehalt mit dem von Gruppe II zusammenfällt. Die geringsten Futterkosten je kg Zunahme wurden daher bei einem etwas niedrigeren Rohfasergehalt als dem für maximales Wachstum erhalten. Bei in der Praxis herrschenden Verhältnissen dürften die niedrigsten Futterkosten dagegen in der Regel bei einem etwas höheren Rohfasergehalt als dem vom Standpunkt der Zunahme optimalen erreicht werden, da der Rohfasergehalt hierbei mit Hafer- und Weizenkleie reguliert werden kann.

III. Besprechung der Ergebnisse

Der in den vorliegenden Versuchen gefundene optimale Gehalt an Rohfaser in der Trockensubstanz des Futters schließt sich nahe an den in früheren Versuchen nachgewiesenen an. Mit den Versuchen von NORDFELDT bestand jedoch nur dann Übereinstimmung, wenn Mais oder Gerste gegen Hafer ausgetauscht wurde, da seine Versuche mit Strohmehl abweichende Resultate gaben, trotzdem in den hier behandelten Versuchen gerade Strohmehl verwendet worden ist. Wie schon erwähnt dürften indessen die Unterschiede im Vergleich mit NORDFELDTs Versuchen auf Versuchsfehler und nicht auf eine verschiedene Natur der Rohfaser zurückzuführen sein. Außerdem ist von Bedeutung, daß sich dieses Optimum als während der ganzen Versuchsperiode unverändert herausgestellt hat. Es soll demnach das *Futter der Jungschweine* schon gleich nach dem Abgewöhnen *6,5—7,0% Rohfaser in der Trockensubstanz* enthalten.

Von Interesse ist auch, daß die *Energieausbeute* bei etwas höherem Rohfasergehalt als dem bei maximaler Zunahme am besten war. Dasselbe ist in der Praxis auch gewöhnlich für die Futterkosten je kg Zunahme der Fall. Da mit einem Ansteigen des Rohfasergehaltes auch eine gewisse — wenngleich ziemlich schwache — Tendenz zu magerem Speck zutage trat, soll das Futter der Jungschweine in der Regel einen etwas höheren Gehalt haben als der maximalem Wachstum entsprechende. Um wieviel er höher sein soll, ist indessen von mehreren Faktoren abhängig, unter denen die Qualität der Schlachtkörper der wichtigste sein dürfte.

Indessen sind die Ergebnisse auch vom Standpunkt der Bewertung der Futterstoffe von Interesse. Sowohl die Stärkeeinheit wie die Skandinavische Futtereinheit geben bekanntlich an, daß die Ausbeute aus der umsetzbaren Energie am höchsten in Futter ohne Rohfaser ist, indem die Wertzahl dann gleich 100 gesetzt wird. Mit mehr und mehr zunehmenden Gehalt an Rohfaser fällt die Wertzahl immer stärker. Im vorliegenden Versuch waren dagegen 6,6 bzw. 7,2% Rohfaser in der Trockensubstanz des Futters erforderlich, um einen maximalen Effekt zu erreichen. Der Effekt der Energie kam also in einer krummlinigen Funktion des Rohfasergehaltes der Trockensubstanz zum Ausdruck. Infolgedessen kann, wie Verfasser wiederholt und letzthin in einer deutschen Arbeit (1954) hervorgehoben hat, weder die Differenz- noch die Austauschmethode zur Bestimmung des Effektes einzelner Nähr- oder Futterstoffe verwendet werden. Für die Austauschmethode ergibt sich dies aus den folgenden Zahlen, die Mittelwerte für die ganze Versuchszeit darstellen:

	Gruppe			
	I	II	III	IV
Gewichtszunahme je Tier und Tag in g	738	768	739	721
Umsetzbare Energie je kg Zunahme Mcal	11,11	10,53	10,76	10,89
Zeit für 1 kg Zunahme in Tagen	1,36	1,30	1,35	1,39
Erhaltungsenergie während dieser Zeit in Mcal	2,96	2,83	2,94	3,03
Produktive Energie für 1 kg Zunahme in Mcal	8,15	7,70	7,82	7,86
Produktionsfutter je 1 kg Zunahme in kg	2,69	2,63	2,76	2,88
Zunahme je 100 kg Produktionsfutter in kg	37,17	38,02	36,23	34,72

Für die Erhaltung bedurfte es laut Verfasser (1939, S. 130) durchschnittlich 2,18 Mcal je Tier und Tag während der ganzen Versuchszeit. Diese Menge ist mit der für 1 kg Zunahme erforderlichen Anzahl Tage multipliziert und die hierbei erhaltene Menge von der je kg Zunahme verbrauchten totalen Energiemenge abgezogen worden, was die produktive Energie je 1 kg Zunahme gibt. Ausgehend hiervon ist dann die Zunahme je 100 kg Produktionsfutter berechnet worden. Wie ersichtlich war diese in Gruppe II am höchsten und in Gruppe IV am niedrigsten.

Bei einem Vergleich der Gruppen I und II ergibt sich aus Tabelle 1, daß in Gruppe II 3,7 kg Getreide durch 3,7 kg Strohmehl ersetzt worden sind (abgesehen davon, daß während den Perioden 1 und 2 nur 3,6 kg Getreide und 0,1 kg Fischmehl zur Verwendung gelangten). Dieser Austausch bedingte, daß die Zunahme je 100 kg Futter mit 0,85 kg stieg. Für diese Zunahme bedurfte es in Gruppe I (2,69· 0,85 =) 2,29 kg Futtermischung, sodaß also 3,7 kg Strohmehl den gleichen Effekt hatten wie 3,7 kg Getreide + 2,29 kg Futtermischung oder zusammen 5,99 kg Kraftfutter. 1 kg Strohmehl entsprach daher in bezug auf den Effekt 1,62 kg Kraftfutter. Für sämtliche möglichen Vergleiche ergeben sich folgende Mengen Kraftfutter je kg verwendetes Strohmehl:

Verglichene Gruppen	Kraftfutter durch 1 kg Strohmehl ersetzt	1 kg Kraftfutter äquilente Menge Strohmehl
I—II	1,62 kg	0,62 kg
I—III	0,66 kg	1,52 kg
I—IV	0,40 kg	2,50 kg
III—IV	— 0,16 kg	—
II—IV	— 0,19 kg	—
II—IV	— 0,27 kg	—

Bei dem ersten Austausch von Kraftfutter durch Strohmehl (also von Gruppe I zu Gruppe II) ersetzte jedes kg Strohmehl 1,62 kg Kraftfutter, während beim doppelten Austausch (von Gruppe I zu Gruppe III) der Ersatzwert von 1 kg Strohmehl auf 0,66 kg Kraftfutter und beim dreifachen Austausch (von Gruppe I zu Gruppe IV) auf nur 0,40 kg Kraftfutter sank. In allen diesen Fällen war der Austauschwert des Strohs positiv, während es als Ersatz für Kraftfutter in den übrigen Vergleichen einen negativen Effekt hatte. Die letztgenannte Erscheinung zeigt, daß eine Strohzuschuß in diesen Fällen eine gleichzeitige Zugabe von Kraftfutter erheischt, wenn der Effekt unverändert bleiben soll. Die Serie als Ganzes zeigt, daß eine gewisse Ersatzzahl (Reduktionszahl) für einen Futterstoff nur unter genau gleichen Verhältnissen gilt wie die im betreffenden Versuch vorhandenen. Dasselbe gilt natürlich auch für den Wert der Differenzversuche. Bei einzelnen Futterstoffen kann man daher nicht von konstanten „*Nettoenergiewerten*", sondern nur von unter bestimmten Verhältnissen erhaltenen *Ersatz- oder Differenzwerten* sprechen. Die *Stärkeeinheit* oder die *Skandinavische Futtereinheit* sind demnach nur Einheiten, die auf Grund gewisser Versuchsserien ausgeformt worden sind. Sie könneen auch als der Ausdruck für den Gehalt des Futters an verdaulicher Nahrung aufgefaßt werden, jedoch erst nachdem dieser mittels Nährstoffaktoren und Wertzahlen reduziert worden ist, die unter bestimmten Bedingungen erhalten worden sind, weshalb ihm keine eigentliche physiologische Bedeutung zukommt.

IV. Zusammenfassung

Der Einfluß wechselnden Gehaltes von Rohfaser in der Trockensubstanz des Futters auf das Wachstum von Jungschweinen ist in sieben Versuchen studiert worden. Diese umfaßten je vier Gruppen mit vier Schweinen in jeder Gruppe. Die Gesamtanzahl Schweine betrug also 112. Jeder Versuch begann mit einer Vorbereitungsperiode, das Gewicht von 20—30 kg umfassend. Die Versuchszeit wurde in drei Perioden eingeteilt: Periode 1 mit Gewichten von 30—50 kg, Periode 2 von 50—70 kg und Periode 3 von 70—90 kg. Die Schweine nahmen sowohl Futter wie Wasser von Automaten auf, in beiden Fällen *ad libitum.* Die Futtermischungen der verschiedenen Gruppen waren in allen Hinsichten balanziert, jedoch mit Ausnahme für den Rohfasergehalt der Trockensubstanz. Durch einen zunehmenden Ersatz des Getreides durch Strohmehl wurde dieser von 4,8% in Gruppe I bis auf 9,3% in Gruppe IV erhöht. Die Futterstoffe wurden auf Grund ihres Gehaltes an verdaulichem Eiweiß und umsetzbarer Energie, beides in Versuchen mit Schweinen bestimmt, bewertet.

Die Verdaulichkeit der Futtermischungen wurde in einem der Versuche für sämtliche 16 Schweine während jeder der drei Versuchsperioden untersucht, wonach also zusammen 48 individuelle Verdaulichkeitsversuche ausgeführt worden sind. Während jeder Periode sank die Verdaulichkeit sämtlicher Nährstoffe geradlinig mit steigendem Gehalt an Rohfaser (von Gruppe I bis zu Gruppe IV). Die Abnahme war am größten für Rohfett und stickstoffreie Extraktstoffe sowie am kleinsten für Rohfaser. Für die organische Substanz fiel der Verdaulichkeitskoeffizient mit 1,95 Einheiten je Prozenteinheit steigenden Rohfasergehaltes in der Trockensubstanz. Im Verlauf des Wachstums — also von Periode 1 bis Periode 3 — verbesserte sich die Verdaulichkeit für sämtliche Nährstoffe. Die Verbesserung war am größten für Rohfett und Rohfaser sowie am geringsten für die stickstoffreien Extraktstoffe. Während der Periode 3 stimmte die Verdaulichkeit nahe mit der vom Verfasser (1939) bei einer Zusammenstellung bis dahin ausgeführter Verdaulichkeitsversuche mit Schweinen gefundenen überein. Für die organische Substanz als Ganzes stieg der Koeffizient mit 3,2 Einheiten von Periode 1 auf Periode 2 und mit 2,4 Einheiten von Periode 2 auf Periode 3.

Die je Tier und Tag konsumierten Futtermengen stiegen im Mittel mit 6,3% von Gruppe I (4,8% Rohfaser) bis auf Gruppe IV (9,3% Rohfaser). Jedoch sank die mit dem Tagesfutter aufgenommene Menge umsetzbarer Energie gleichzeitig mit 4,3%. Während jeder Periode war die Zunahme in Gruppe II (6,3% Rohfaser) am größten und in Gruppe IV am niedrigsten. Der vom Gesichtspunkt der *Zunahme optimale Gehalt an Rohfaser* betrug 6,6% und mit Hinblick auf die *Energieausbeute* war der *optimale Gehalt* 7,2%. In beiden Fällen verblieb das Optimum während der ganzen Versuchszeit unverändert. Die Transport- und Schlachtverluste wurden durch den Rohfasergehalt des Futters nicht nachweisbar beeinflußt. Dieser Verlust erreichte durchschnittlich 26,7% des Lebendgewichtes der Schweine vor dem Transport. Mit zunehmendem Gehalt an Rohfaser zeigte der Mästungsgrad eine schwach abnehmende Tendenz, wodurch die Qualität der Schlachtkörper, wenn auch nur in geringem Grad, verbessert wurde. Schließlich werden die Ergebnisse mit Hinblick auf eine Bewertung des Futters besprochen.

V. Literaturverzeichnis

AXELSSON, J. 1939. Svinens utfodring och skötsel. Del I och II. Nord. Rotogravyr, Stockholm.

— 1941a. Das Proteinoptimum und die Futtermittelbewertung der Schweine. Tierernährung 13, 376.

— 1941b. Das Futterverdauungsvermögen der Schweine und seine Konsequenzen für die Bewertung des Schweinefutters. Tierernährung 13, 413.

— 1946. Växttrådhaltens betydelse i svinens foderstater. Svenska Svinavelsföreningens Tidskr. nr. 11.

— 1948. Den lämpligaste växttrådhalten i gödsvinens foderstater. Lantmannen 32, 217

— 1949a. Våra fodermedel. Nord. Rotogravyr, Stockholm.

— 1949b. The ability of cattle, sheep, horses, and swine to digest the nutrients of the feeding stuffs. Kungl. Lantbrukshögskolans Annaler 16, 84.

— 1954. Die Modernisierung der Futtermittelbewertung. Festschrift anläßlich des 100jährigen Bestehens der Landwirtschaftlichen Versuchsstation Leipzig-Möckern. Band II, s. 71.

AXELSSON, J. and ERIKSSON, S. 1950. The availability of the method of determination by difference of the effect of individual feeds. Kungl. Lantbrukshögskolans Annaler 17, 161.

— 1953. The optimum crude fiber level in rations of growing pigs. J. of Anim. Sci. 12, 881.

EDIN, H., KIHLÉN, G. och GUSTAFSSON, AD. 1930. Angående smältbarheten och fodervärdet av tapioka och fiskfodermjöl. Medd. nr 380 fran Centr.-anst. för försöksväsendet på jordbr.-området.

GOLDSTEIN, S. 1950. Die Bedeutung des Ballasts als Nahrungsfaktor dargestellt anhand von Untersuchungen am wachsenden Schwein. Diss. E.T.H., Zürich.

LATHROP, A. W. and G. BOHSTEDT with the collaboration of A. H. WALKER and H. J. DEOBALD 1938. Oat mill feed. Its usefullness and value in livestock rations. Wis. Agr. Exp. Sta. Res. Bul. 135.

NORDFELDT, S. 1946a. Försök med stigande mängder växttråd i fodret till växande gödsvin. Lantbrukshögskolans Husdjursförsöksanstalt. Särtryck och förhandsmedd. nr 57.

— 1946b. Smältbarhetsförsök med svin. I. Växttrådhaltens inflytande på fodrets smältbarhet. Husdjursförsöksanstalten. Medd. nr. 23.

SNEDECOR, G. W. 1946. Statistical Methods. Fourth Edition. Ames, Iowa.

THOMANN, W., LUTZ, J. und KAEGI, F. 1934. Beiträge zur Kenntnis des Stoffwechsels beim veredelten Landschwein unter besonderer Berücksichtigung der Magermilchfütterung. Bern.

Eingegangen am 5. 1. 55

Aus dem Institut für Veterinärphysiologie der Humboldt-Universität zu Berlin
(Direktor: Professor Dr. G. VOGEL)

HEINZ KRAUSE und GÜNTHER VOGEL

Über die Wirkung der APF-Zufütterung auf die Wachstumsgeschwindigkeit von Schweinen bei ausreichendem Eiweißangebot

I. Einführung und Problemstellung

Der unbestreitbare Wert der Zufütterung des sog. Animal Protein Factor (APF) im Sinne einer Steigerung der Wachstumsgeschwindigkeit wird bei einzelnen Tierarten unterschiedlich beurteilt. Während z. B. Pferd und Wiederkäuer auf Zufütterung von APF verhältnismäßig wenig oder gar nicht reagieren, wird allgemein über ein günstige Wirkung der Zufütterung von APF bei der Schweinemast berichtet, bei der den besten Effekt die Rückstände der Aureomycingewinnung aufweisen. Die wachstumsfördernde Wirkung beim Geflügel ist dagegen am deutlichsten ausgeprägt bei weit subtherapeutischen Gaben von Penicillin. Der Animal Protein Factor fällt industriell bei der Produktion von Antibiotica an und enthält neben Spuren von Antibioticis Vitamin B_{12}.

Bezüglich des Wirkungsmechanismus von APF kommen folgende Gesichtspunkte in Frage: [8]

1. Proteinsparender Effekt infolge Förderung des Zellwachstums durch Beeinflussung des intermediaren Eiweiß- und Nucleinsäurestoffwechsels möglicherweise durch Regulierung des Fermentmilieus [2]. Ob das Eiweißminimum unter APF herabgesetzt ist und ob der Bedarf an essentiellen Aminosäuren reduziert werden kann, ob darüber hinaus evtl. biologisch minderwertiges in biologisch höherwertiges Eiweiß überführt werden kann, bleibt unsicher. Sicher wird dagegen Futtereiweiß tierischer Herkunft durch bessere Verwertung pflanzlichen Eiweißes eingespart [7].
2. Einfluß auf die Darmflora: Bei oraler Zufuhr von APF werden den Tieren Dosen an Antibioticis zugeführt, die etwa $1 \cdot 10^{-3}$ der vergleichbaren therapeutischen Dosis des Menschen betragen. Sichere und gerichtete Beeinflussung der tierischen Darmflora sind nicht bekannt, obwohl die Möglichkeit offengelassen werden muß, daß dem Körper nützliche Bakterienstämme im Wachstum gefördert, schädliche dagegen gehemmt werden. Futtersubstanz, die sonst für immunbiologische Vorgänge benötigt wird, könnte zum Ansatz körpereigenen Gewebes frei werden. Wesentliche Schädigungen der physiologischen Darmflora sind bei den in Frage kommenden Dosen an APF kaum zu erwarten [8].

3. Ein weiterer, besonders in der Praxis der Mast zu berücksichtigender Gesichtspunkt besteht darin, daß Tiere unter solchen Bedingungen einem dauernden submanifest bleibenden Bombardement von Krankheitserregern ausgesetzt sind. Die Zufuhr von APF könnte eine allgemeine Resistenzsteigerung mit verminderter Morbidität [6] und Mortalität bei gesteigerter Freßlust und besserer Ausnutzung der Nahrung bewirken [3]. Für eine solche Interpretation der besonders in der Schweinemast günstigen Erfolge spricht die Tatsache, daß eine Verbesserung der Gewichtszunahme vor allem dann erreicht ist, wenn es sich um kümmernde Tiere und solche handelt, die unter ungünstigen hygienischen Bedingungen gehalten werden.

Die volkswirtschaftliche Bedeutung der Zufütterung von APF in der Schweinemast ergibt sich aus der Beschleunigung des Wachstums (8,10,3,9,5) und der damit verbesserten Rentabilität der Tierhaltung [4].

Während bisher verhältnimäßig zahlreiche Angaben über die Wirkung von APF in kleinen Kollektiven unter den Bedingungen wissenschaftlicher Versuche mitgeteilt wurden, liegen wenig Angaben über Versuche an einem großen Material unter praxisüblichen Bedingungen vor. Das vorliegende Zahlengut wurde in den Monaten Juli — Dezember 1954 in einer staatlichen Schweinemastanstalt mit einer Kapazität von 6000 Tieren gewonnen.

II. Methodik

Das Ziel des Versuches bestand mithin in der Klärung der Frage, wie die Zufütterung von APF gegenüber normal gefütterten Kontrolltieren wirkt. Das gesamte Material von insgesamt 909 Tieren verschiedener, nicht ausgewählter Rassen und verschiedenen Geschlechts (Sauen und Börge) wurde in eine Versuchsgruppe (671 Tiere) und eine Kontrollgruppe (238 Tiere aufgeteilt. Infolge Zeitverlustes durch schleppende Anlieferung der Tiere und Einhalten der nötigen Quarantänezeit kamen die Tiere erst mit einem mittleren durchschnittlichen Körpergewicht von 65 kg in den Versuch. Vor Anlieferung in den Mastbetrieb waren sämtliche Tiere gegen Schweinepest und Rotlauf vakziniert bzw. geimpft worden. Während der Dauer des Versuches wurden die Tiere in regelmäßigen Abständen von 28 Tagen gewogen, und zwar je 5 bis 6 Tiere auf einmal. Eine individuelle Zeichnung und Wägung der Tiere war aus äußeren Gründen nicht möglich. Die zu Beginn des Versuches in einer Buchte befindlichen Tiere blieben auch bei Umstallungen zusammen.

Die Futternorm pro Tier und Tag betrug während der Versuchsdauer:

65 bis 100 kg Körpergewicht:

Fischmehl	100 g	≈	56,9% verdauliches Protein
Tierkörpermehl	192,3 g	≈	48,9% verdauliches Protein
Getreideschrot (Gersten- bzw. Roggenschrot je nach Anlieferung)	1650 g	≈	7,3% verdauliches Protein
Küchenabfälle	2000 g	≈	? verdauliches Protein
Futterkalk	20 g		

100 bis 120 kg Körpergewicht:

Fischmehl	100 g	≈	56,9% verdauliches Protein
Tierkörpermehl	192,3 g	≈	48,9% verdauliches Protein
Schrot	2550 g	≈	7,3% verdauliches Protein
Küchenabfälle	2000 g	≈	? verdauliches Protein
Futterkalk	20 g		

Die Tiere der Versuchsgruppe erhielten zusätzlich pro Tag 15 g „Betapan" (Vitamin APF-B_{12}) der Firma Ankermann & Co., Friesoyte/Oldenburg.

Der Proteingehalt des Futters ist wegen des unkontrollierbaren Proteinanteils in den Küchenabfällen gewissen Schwankungen unterworfen.

Die statistische Auswertung nach mittlerem Fehler des Mittelwertes und signifikanter Differenz wurde in der üblichen Weise vorgenommen. Die Tiere der Versuchsgruppe blieben $3^1/_2$ Monate im Versuch und wurden dann nach Erreichen eines Durchschnittsgewichtes von reichlich 120 kg abgeliefert, die Kontrolltiere blieben $4^1/_2$ Monate im Versuch, ehe sie nach Erreichen des gleichen Endgewichtes abgeliefert wurden.

III. Ergebnisse

1. Benutzte Symbole:

G = Gewicht (g; kg)

G_0 = angemästetes Gewicht; $G_0 = G - 65$ (kg)

T = Zeit (Monat; Tag)

W = Wachstumsgeschwindigkeit ($g \cdot Tag^{-1}$)

B = Wachstumsbeschleunigung ($g \cdot Tag^{-2}$)

P = Preis des benötigten Futters pro kg des Endgewichtes G ($DM \cdot kg^{-1}$)

P_0 = Preis des benötigten Futters pro kg des angemästeten Gewichtes G_0 ($DM \cdot kg^{-1}$)

t = Überschreitungswahrscheinlichkeit.

Die *Entwicklung der absoluten Gewichte in Abhängigkeit von der Zeit* ergibt sich aus Abb. 1 a. Danach besteht im ersten Monat für die Versuchsgruppe eine lineare Beziehung zwischen Körpergewicht und Zeit. Nach Erfahrungen [1] an normalen Tieren wäre zu erwarten, daß die Wachstumsgeschwindigkeit * sich verringert und die Kurve im oberen Bereich etwa exponentiell verläuft. Statt dessen steigert sich hier die *Wachstumsgeschwindigkeit* bis zum Schluß des Versuches, wobei die gradlinig verlängert gedachte Kurve sicher außerhalb der 3 σ-Grenze des erreichten Endwertes (122 kg) liegt. An der progredienten Wachstumsbeschleunigung auch in der zweiten Hälfte des Versuches ist damit nicht zu zweifeln. Die Wachstumskurve der Kontrolltiere zeigt annähernd S-förmigen Verlauf und entspricht damit den Erfahrungen an normal ernährten Tieren. Der Vergleich beider Kurven ergibt, daß die *Betapantiere* das Gewicht von 120 kg reichlich *vier Wochen eher* erreichen *als die Kontrolltiere.*

*) Unter „Wachstum" wird in der vorliegenden Arbeit stets Gewichtszunahme verstanden.

In den Abbildungen bedeuten: - - - - - - - - Kontrollgruppe,
——————— Versuchsgruppe
-.-.-.-.-.-.- Dauer der APF-Zufütterung

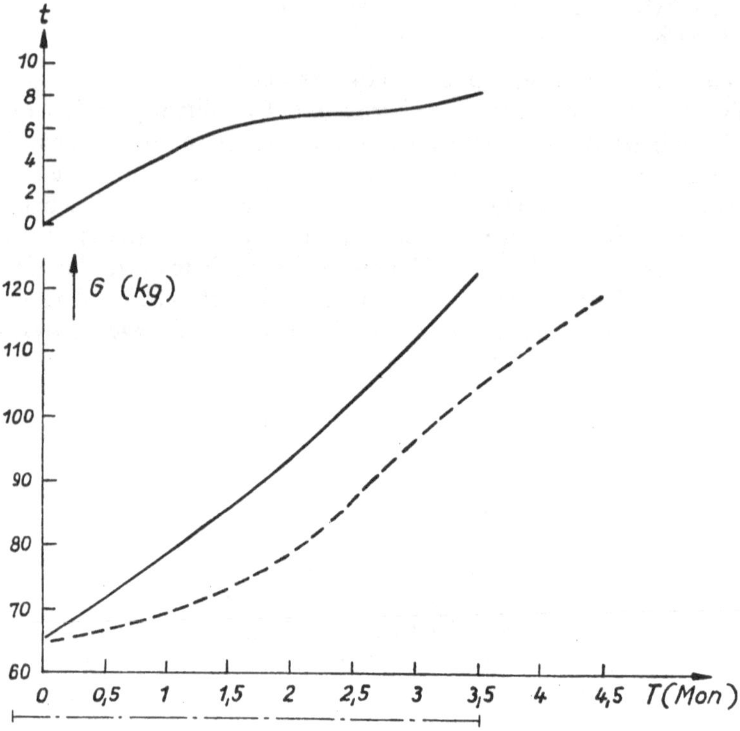

Abb. 1. Versuchsgruppe durchgezogen, Kontrollgruppe gestrichelt.
Unten 1 a, oben 1 b.

Der mittlere Fehler der Mittelwerte M fällt für die Kontrollgruppe von ± 2,22 kg auf ± 1,82 kg. Der hohe Ausgangswert von M ist auf das ungleichmäßig zusammengesetzte Kollektiv zurückzuführen, die Verkleinerung von M wird durch die S-Form der Wachstumskurve erklärt. Die Versuchsgruppe ist ursprünglich homogener zusammengesetzt: M = ± 1,04 kg; die Streuung vergrößert sich jedoch in der Zeit: M = ± 1,31 kg. Danach hat es den Anschein, daß die schwereren Tiere während des Versuches stärker zunehmen als die leichteren. Dafür spricht auch die Krümmung der Gewichtskurve nach oben. Die statistische Sicherung des Unterschiedes zwischen beiden Versuchsreihen ist durch die graphische Darstellung des t-Wertes $\left(t = \frac{D}{\varepsilon(D)}\right)$ (Abb. 1b) gegeben. Ein statistisch sicherer Unterschied ist bei $t > 3$ gegeben, d. h. nach 18-tägigem Versuch resultiert bereits ein sicherer Unterschied zwischen den Gewichten beider Versuchsgruppen. Im weiteren Versuchsverlauf bleibt der Unterschied hoch gesichert.

In Abb. 2 ist die *tägliche Gewichtszunahme W* (gemessen in g · Tag^{-1}) *in Abhängigkeit von der Zeit* des Versuches aufgetragen. Danach ergibt sich, daß für die Versuchsgruppe die Gewichtszunahme im ersten Monat des Versuches an jedem Tag gleich groß ist (etwa 450 g), um dann S-förmig anzusteigen und sich am Ende des Versuches dem Wert 720 g zu nähern. Die Kon-

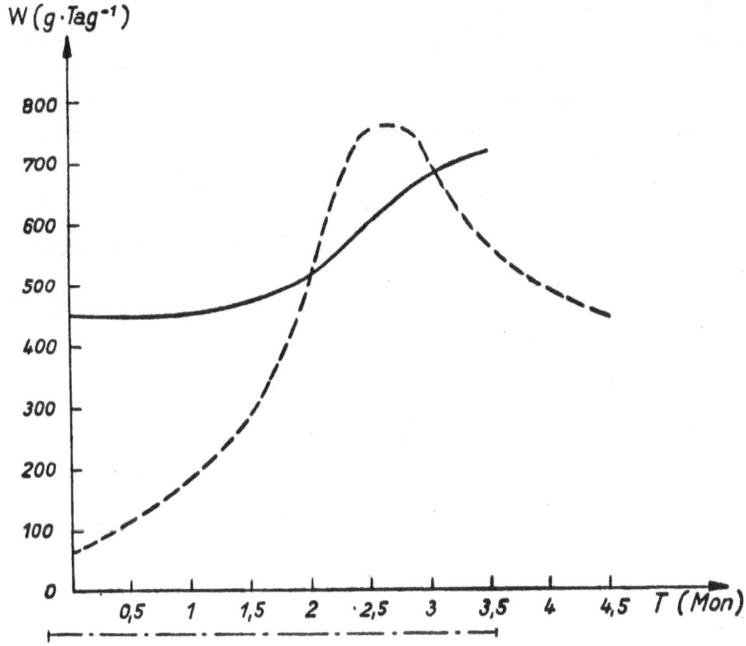

Abb. 2. Wie Abb. 1.

trolltiere dagegen erreichen am ersten Versuchstag nur eine Gewichtszunahme von etwa 65 g, die sich im weiteren Verlauf des Versuches auf 765 g steigert, um dann wieder zurückzugehen. Diese dem Verhalten des normalen Tieres anfänglich nicht entsprechenden *Wachstumsgeschwindigkeiten* sind wahrscheinlich bedingt durch die vorhergegangene Stagnation der Gewichtszunahme bzw. sogar eine vorübergehende Gewichtsabnahme infolge der Vakzinierung. Der negative Effekt der Vakzinierung auf die Wachstumsgeschwindigkeit, der bei den Kontrolltieren sehr deutlich hervortritt, kann durch die Zufütterung von Betapan erheblich gemildert werden. Die große Differenz in der täglichen Gewichtszunahme zwischen Versuchs- und Kontrollgruppe ist dadurch bedingt, daß die APF-Zufütterung 14 Tage vor Erreichen eines mittleren Körpergewichts von 65 g einsetze. Abb. 2 stellt darüber hinaus die Wachstumsgeschwindigkeit in Abhängigkeit von der Zeit dar, wobei die Wachstumsgeschwindigkeit W durch den Ausdruck $W = \frac{dG}{dT}$ definiert wird. Mithin sind die dargestellten Werte ein Maß für den Anstieg der in Abb. 1a aufgetragenen

Kurven. Der Zusammenhang $W = \frac{dG}{dT}$ läßt sich auch umkehren: Es wäre dann der in Abb. 1a dargestellte Gewichtsverlauf rückläufig durch die Beziehung $G = \int W \cdot dT + C$ definiert. Dieses Integral stellt geometrisch die Fläche unterhalb der in Abb. 2 aufgetragenen Kurven zwischen den gegebenen Grenzen dar und entspricht dem aus Abb. 1a ersichtlichen jeweiligen Gewicht. Nach dieser Defination und den Werten der Abb. 2 erkennt man, daß die Versuchsgruppe besonders zu Beginn der Betapanbeifütterung wesentlich schneller wächst als die normal gefütterten Tiere. Die Kurve der Wachstumsgeschwindigkeit für die Kontrollgruppe besitzt bei 2,6 Monaten (entsprechend 90 kg Körpergewicht) nach Versuchsbeginn einen Extremwert. Die Wachstumsgeschwindigkeitskurve der Versuchsgruppe hat etwa an der gleichen Stelle (entsprechend 90 kg Körergewicht) einen Wendepunkt. Das würde bedeuten, daß die Wachstumsbeschleunigung $B = \int \frac{dW}{dT} = \frac{d_2G}{dT^2}$ der Tiere der Versuchsgruppe dort ebenfalls ein Maximum hat (Umstellung von vorwiegend Biweißansatz auf Fettansatz?).

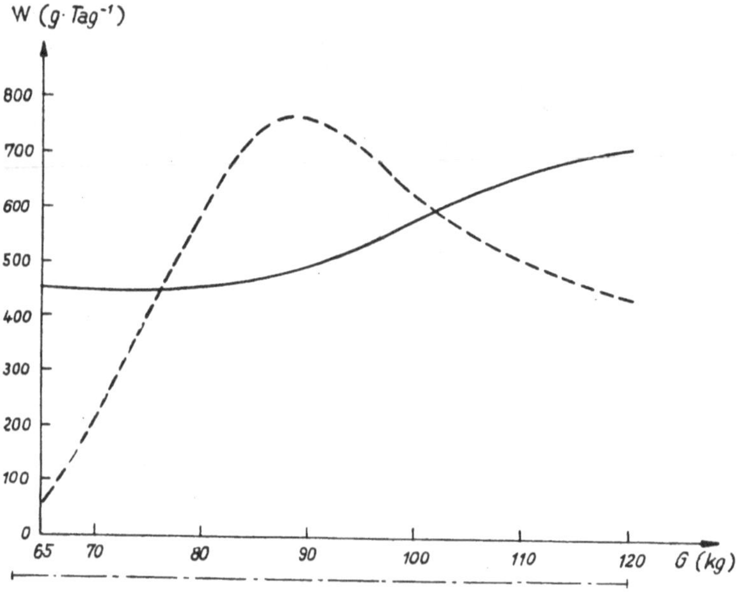

Abb. 3. Wie Abb. 1 und 2.

Abb. 3 zeigt die Darstellung der *Wachstumsgeschwindigkeit in Abhängigkeit vom bereits erreichten Gewicht.* (Transformation der Abszisse gemäß dem Zusammenhang zwischen Gewicht und Zeit (s. Abb. 1a)). Für die Kontrollgruppe ist in dieser Darstellung im Anfang der Kurve eine lineare Beziehung zwischen W und G deutlich. Extrapoliert man diese Kurve nach links über den errechneten Bereich hinaus, so würde für G = 63 kg W = 0 werden. An dieser

Stelle würde das Tier wieder zuzunehmen und damit die Folgen der Vakzinierung zu überwinden beginnen.

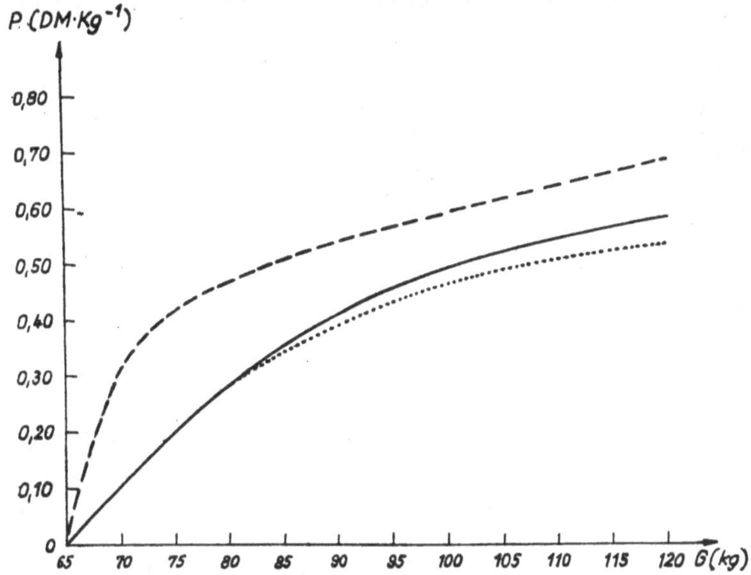

Abb. 4. Wie Abb. 1, punktierte Linie: s. Text.

In Abb. 4 sind die *Futterkosten pro kg Körpergewicht in Abhängigkeit* vom Gewicht (P = f (G)) dargestellt. D. h. z. B.: Wenn die Tiere von 65 auf 70 kg gemästet sind, entstehen Futterkosten für 5 kg Körpersubstanz. Diese Futterkosten werden durch das erreichte Endgewicht = 70 kg dividiert. Bei dieser Berechnung sind weder Betriebunkosten noch Anschaffungspreis der Tiere berücksichtigt, in dem die Futterkosten bis zur Einstallung in der Mastansalt enthalten sind. Aus diesem Grunde beginnen unsere Kurven bei 65 kg mit dem Wert P = o, da hier während unseres Versuches noch keine Futterkosten erwachsen sind. Die Betapanzufütterung bleibt trotz ihres hohen Preises für Tiere aller Gewichte rentabel, was vor allem durch den großen Gewichtsvorsprung der Tiere im ersten Teil der Mast bedingt wird. Normal gefütterte Tiere haben bei einem Körpergewicht von 80 kg annähernd die gleiche Wachstumsgeschwindigkeit wie gleich schwere Tiere der Versuchsgruppe. Wesentliche Unterschiede in der Wachstumsgeschwindigkeit sind oberhalb des genannten Gewichts nicht vorhanden.

Aus Rentabilitätsgründen liegt deshalb der Schluß nahe, die Betapanzufütterung oberhalb von 80 kg Körpergewicht abzusetzen. Nimmt man an, daß die Betapantiere dann etwa nach der Wachtumskurve der Kontrollgruppe zunehmen, ergibt sich ein Futterkostenverlauf entsprechend der punktierten Linie in Abbildung 4.

Abb. 5 entspricht Abb. 4, nur sind hier die *aufgewendeten Futterkosten* in DM pro kg angesetzte körpereigene Substanzen berechnet. D. h. z. B.: Bei Zunahme von 5 kg seit Beginn der Mast (s. Anfangspunkt der Abszisse) sind pro kg dieser 5 kg Mehrgewicht DM 1,56 (Versuchsgruppe) bzw. DM 4,40 (Kon-

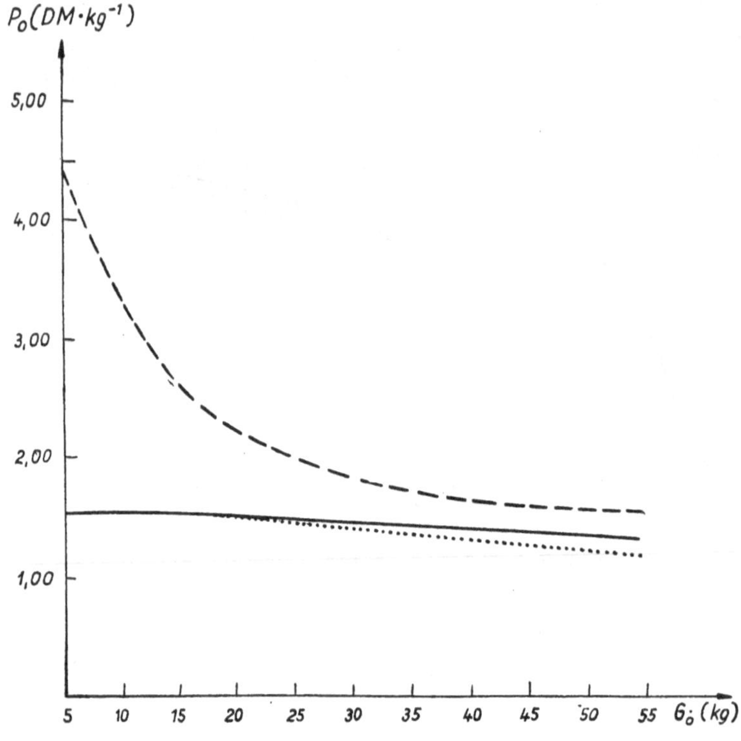

Abb. 5. Wie Abb. 4.

trollgruppe) aufgewendet worden. Auch hieraus ergibt sich die bessere Rentabilität der Versuchstiere vor allem am Beginn des Versuches. Unter der gleichen Voraussetzung wie Abb. 4 (Absetzen des Betapans nach Erreichen eines Körperwichtes von ca. 80 kg), würden sich die Futterkosten pro kg Gewichtszunahme im Sinne der gestrichelten Kurve weiter erniedrigen.

Bei sämtlichen Rentabilitätsberechnungen ist die Tatsache berücksichtigt, daß gemäß Abb. 1a die Betapantiere das Endgewicht von etwa 120 kg vier Wochen eher erreichen als die Kontrolltiere. Mithin kann in unserem Beispiel durch Betapan im Laufe einer Mastperiode (von 65—120 kg Körpergewicht) pro Tier DM 18,68 eingespart werden. Damit ist die *volkswirtschaftliche Bedeutung der APF-Zufütterung in der Schweinemast* zumindest unter Bedingungen, die den unseren ähnlich sind, evident. Sämtliche Futterkostenberechnungen gehen von folgenden Preisen aus: (alle Preise pro 100 kg)

Fischmehl	DM 37,65
Tierkörpermehl	DM 32,16
Schrot (Mittelwert der Preise von Gersten- und Roggenschrot)	DM 24,70
Futterkalk	DM 35,—
Küchenabfälle	DM 5,—
„Betapan"	DM 547,74.

Aus dem vorliegenden Material sind folgende Befunde besonders hervorzuheben: Trotz des verhältnismäßig hohen Anfanggewichtes der Tiere bleibt die *wachstumsfördernde Wirkung des APF* während der ganzen Versuchsdauer erhalten. Dabei liegt die Vermutung nahe, daß dieser Effekt bei einem früheren Versuchsbeginn noch ausgeprägter gewesen wäre. Der ungünstige Einfluß der Vakzinierung, des Transports und der Umstallung der Tiere auf die Gewichtskurve ist unter den Bedingungen unseres Versuches unverkennbar. Zufütterung von APF mindert diese negativen Umwelteinflüsse ganz beträchtlich, so daß dadurch der wesentliche wirtschaftliche Nutzen einer APF-Beifütterung bedingt wird. Die Schwankungen der Wachstumskurve, die durch ungleichmäßigen Proteingehalt der Nahrung (verschiedene Zusammensetzung der Küchenabfälle) bedingt sein können, werden durch die Zufütterung von APF ausgeglichen.

IV. Zusammenfassung

Es wird über einen fütterungstechnischen Großversuch über die Wirkung von APF-Beifütterung auf die Mastleistung von Schweinen unter den Bedingungen einer staatlichen Schweinegroßmästerei berichtet.

APF-Zufütterung steigert die Wachstumsgeschwindigkeit so, daß in dem vorliegenden Material das Endgewicht der Tiere (120 kg) bereits vier Wochen eher erreicht wird, als das für vergleichbare Kontrolltiere zutrifft.

Der volkswirtschaftliche Nutzen wird anhand von Rentabilitätsberechnungen dargelegt.

V. Literaturverzeichnis

[1] BERTALANFFY, L. VON: Theoretische Biologie Bd. 2, Berlin 1942.
[2] BRÜGGEMANN, J.: Arch Tierernährung 4, 71. 1954.
[3] DREYER, H.: Arch. Tierernährung 3, 240. 1953.
[4] ECKMANN, H.: Tierärztl. Umschau 9, 138. 1954.
[5] LIEBSCH, A.: Tierärztl. Umschau 9, 173. 1954.
[6] MEIER, H.: Dtsch. tierärztl. Wochschr. 61, 346. 1954.
[7] MÜLLER, R.: Dtsch. tierärztl. Wochschr. 61, 34. 1954.
[8] STOKSTAD, E. L. R.: Physiol. Rev. 34, 25. 1954 (dort weiteres Schrifttum).
[9] TRAUTMANN, A. u. HILL, H.: Arch. Tierernährung 2, 199. 1952.
[10] WUSSOW, W., WENIGER, J. H., SCHUMM, H. A.: Arch. Tierernährung 3, 223. 1953.

Eingegangen am 12. 1. 55

Aus der ernährungsphysiologischen Abteilung und der Versuchsstation für Pelztierzucht
des Instituts für Tierzuchtforschung in Rostock-Dummerstorf
(Direktor: Prof. Dr. W. STAHL)

R. NESENI, M. LECHT und B. SCHEVEN, Rostock-Dummerstorf

Über die Durchgangszeit des Futters beim Silberfuchs

Bei der Fütterung der Silberfüchse wurde anfänglich von den Pelztierzüchtern der Futterbedarf und die zweckmäßigste Fütterung der Tiere auf empirischem Wege ausprobiert. Auch in der deutschen Literatur finden sich verstreut in den Pelztier-Zeitschriften verschiedene diesbezügliche Angaben, doch fehlt noch immer eine zusammenhängende Darstellung. Auch wir können vorläufig eine solche nicht geben, weil noch viele Fragen der Verdauungsphysiologie der Silberfüchse ungeklärt sind und zu Vergleichszwecken sehr häufig der Hund herangezogen wird. Wenn auch beide Tierarten zu den Fleischfressern gehören, so liegen doch unterschiedliche Verhältnisse vor, die berücksichtigt werden müssen. In Rußland behandelt PERELDIK[5] die Fragen der Fütterung der Pelztiere auch vom Standpunkt des Züchters und bringt nur einzelne physiologische Angaben. Bei Durchsicht der Literatur zeigen sich aber immer wieder verschiedene offene Fragen, die einer Klärung bedürfen.

Eine dieser Fragen ist die der *Durchgangszeit (DZ) des Futters durch den Magendarmkanal*, von welcher PERELDIK nur erwähnt, daß dieselbe insgesamt 25—30 Stunden beträgt. Für den Hund gibt BIESTER[1] an, daß bei einmal täglicher Fütterung die erste Ausscheidung der Morgenfütterung nach 20—25 Stunden beginnt und nach 2—4 Tagen beendet ist. Bei Abendfütterung dagegen erwies sich der Durchgang erheblich beschleunigt, indem der Beginn schon nach 14—16 Stunden und das Ende nach $1^1/_2$—2 Tagen festgestellt werden konnte. Bei zweimaliger täglicher Fütterung war der Beginn der ersten Ausscheidung bei 10—13 Stunden, das Ende mit 1—$1^1/_2$ Tagen gefunden worden.

Nachdem die Klärung dieser Fragen eine Vorbedingung für die Durchführung von weiteren Verdauungsversuchen ist, wurden von uns mehrere Versuchsreihen angesetzt, über die im folgenden berichtet werden soll. Die Versuchstiere wurden uns von der Pelztierfarm in Plau-Appelburg resp. von unserer Versuchsstation für Pelztierforschung in Appelburg in dankenswerter Weise zur Verfügung gestellt.

In der ersten Versuchsreihe wurden 4,4 Füchse verwendet und zwar je 2 Stück alte und junge Tiere verschiedenen Geschlechts. Das Versuchsfutter war zur Abgrenzung mit Ruß versetzt worden, und konnte dasselbe so sehr gut von dem aus der vorherigen und nachfolgenden Fütterung stammenden Kot abgetrennt werden. Die Tiere erhielten zur Zeit des Versuches *zweimal täglich* ihr Futter und zwar gegen 8 und 16 Uhr. In dieser Versuchsreihe wurde das auf der Farm übliche Mischfutter (500 g) mit folgender Zusammensetzung:

Rindfleisch roh	15 %
Knochen roh und gekocht	14 %
Innereien	4 %
Köpfe	4 %
Fuchskuchen	14 %
Nudeln	14 %
Gemengeschrotbrei	14 %
Kartoffeln	10 %
Gemüse (Möhren und Mairüben)	10 %
Gebr. Knochen	0,4 %
Trockenhefe	0,6 %

vormittags gereicht. Es wurde nun die erste und letzte Kotausscheidung aus diesem Futter festgelegt und sind die Ergebnisse in der folgenden Tabelle 1 zusammengestellt:

Tabelle 1

Nr.	Alter	Geschlecht	gefüttert Uhr	gefüttert g	nach Stunden erster Kot	nach Stunden letzter Kot	Durchgangszeit insgesamt
8-1324	2 Jahre	♂	8,15	250	7,40	12,30	20,10
8-1104	2 Jahre	♂	8,15	250	8,30	11,35	20,05
7-1179	3 Jahre	♀	8,15	250	8,20	7,35	15,55
9-3011	1 Jahr	♀	8,15	250	9,05	7,50	16,55
				∅	8,25	9,45	18,10
0-1030	4 Mon.	♂	8,15	250	5	11	16
0-2192	4 Mon.	♂	8,15	250	8	10,45	18,45
0-1019	4 Mon.	♀	8,15	250	7,45	11	18,45
0-2131	4 Mon.	♀	8,15	250	6	14,45	20,45
				∅	6,40	12	18,40

Im nächsten Versuch erhielten die Tiere (5,5) das Versuchsfutter (500 g) und zwar

Fleisch mit Knochen und Innereien	58,8 %
Vollmilch	0,8 %
Magermilch	1,4 %
Gemengeschrotbrei	20 %
Kartoffeln	10 %
Rote Beete, Kohlrabi	8,8 %
Lebertran	0,2 %

nachmittags, und ist somit im Gegensatz zur vormittäglichen Fütterung die doppelte Zeitspanne (16 Std.) bis zur nächsten Fütterung vorhanden. Das Ergebnis zeigt Tabelle 2.

Tabelle 2

Nr.	Alter	Geschlecht	gefüttert Uhr	g	nach Stunden erster Kot	letzter Kot	Durchgangszeit insgesamt
8-1273	2 Jahre	♂	16,45	250	8,45	22,30	31,15
8-1087	2 Jahre	♂	16,45	250	8,45	19,45	28,30
7-1163	3 Jahre	♂	16,45	250	7,15	21,15	28,30
9-3205	1 Jahr	♂	16,45	250	7,15	21,15	28,30
9-1123	1 Jahr	♂	16,45	250	7,15	21,15	28,30
				Ø	8	21	29
8-1002	2 Jahre	♀	16,45	250	7,15	21,15	28,30
8-1184	2 Jahre	♀	16,45	250	7,15	21,15	28,30
9-3172	1 Jahr	♀	16,45	250	8,45	23	31,45
9-3084	1 Jahr	♀	16,45	250	8,45	19,45	28,30
9-3034	1 Jahr	♀	16,45	250	8,45	22,30	31,15
				Ø	8	21,50	29,50
				insgesamt Ø	8	21,25	29,25

Betrachten wir die beiden Tabellen, so ergibt sich, daß bei *zweimaliger Fütterung am Tage*, wobei die Vor- und Nachmittagsfütterung rund 8 Stunden auseinanderliegen:

1. bei den *alten Tieren* der erste Kot aus der Vormittagsfütterung etwa 8 Stunden nach der Fütterung erscheint, wobei keine Geschlechtsunterschiede bestehen. Bei den *jungen Tieren* dagegen wird der erste Kot jedoch etwa 1—1½ Stunden früher ausgestoßen.
2. der letzte Kot erscheint bei den alten Tieren etwa 10 Stunden, bei den jungen Tieren dagegen erst 12 Stunden nach dem ersten Kote.
3. die Gesamtdurchgangszeit beträgt bei 2maliger täglicher Fütterung aus der Morgenfütterung bei jungen und alten Tieren etwa 18—19 Stunden
4. wird die Versuchsfütterung erst nachmittag vorgenommen, so erscheint der erste Kot gleichfalls nach rd. 8 Stunden, der Rest bleibt aber länger im Darm. Die letzten Kotreste werden 20—22 Stunden nachher ausgeschieden. Die Gesamtdurchgangszeit beträgt in diesem Falle 29—30 Stunden.

Aus diesem Resultat ersehen wir, daß bei 2maliger Fütterung die Ingesta der Morgenfütterung eine um etwa 10 Stunden kürzere DZ (18 Std.) haben als bei der Nachmittagsfütterung (29—30 Std.).

Dieses unterschiedliche Verhalten wurde von BIESTER auch beim Hunde festgestellt, wenn auch mit umgekehrtem Vorzeichen. Nach den BIESTER'schen Untersuchungen geht beim Hunde, wie auch beim Menschen und sonstigen Tieren die Magenverdauung und -entleerung am ungestörtesten und raschesten bei körperlicher Ruhe vor sich, während sie durch Bewegung gehemmt wird, die andererseits auf die Darmentleerung beschleunigend wirkt. Nachdem es sich beim Hunde um ein *Tagestier* handelt, zeigt die Nachmittagsfütterung eine verkürzte DZ., während beim Silberfuchs als *Nachttier* die gleichen Verhältnisse bei der Morgenfütterung vorliegen.

Wurde dagegen das *Futter nur einmal täglich* gereicht, so ergibt sich folgendes Bild (Tab. 3):

Tabelle 3

Nr.	Alter	Geschlecht	gefüttert		nach Stunden		Durchgangszeit insgesamt
			Uhr	g	erster Kot	letzter Kot	
8-1320	2 Jahre	♂	8	400	5,30	25,20	30,50
8-3032	2 Jahre	♂	8	400	8,30	23,40	32
5-1143	5 Jahre	♀	8	400	6	26,25	32,25
8-1283	2 Jahre	♀	8	400	9,10	22,35	31,45
				∅	7,20	24,30	31,50
0-1036	4 Mon.	♂	8	400	9,30	22,15	31,45
0-2132	4 Mon.	♂	8	400	10,10	20,40	30,50
0-1009	4 Mon.	♀	8	400	8	24,20	32,20
0-2185	4 Mon.	♀	8	400	8,30	23,05	31,35
				∅	9	22,35	31,35

Das in vorliegenden Versuchen gereichte Mischfutter bestand aus:

Muskelfleisch	55,8%
Vollmilch	3 %
Magermilch	0,8%
Zerealien geschrotet	20 %
Kartoffeln	10 %
Gemüse (Kohl, Kohlrabi, Möhren)	8,8%
Lebertran	0,2%

Bei nur einmaliger Fütterung pro Tag erfolgt die erste Kotausscheidung zwischen 5 und 10 Stunden, im Mittel mit 9 Stunden (bei alten Tieren etwas früher) nach der Fütterung, während der letzte Kot 20 bis 24 Stunden nachher abgesetzt wird. Die Gesamtdurchgangszeit beträgt ohne Rücksicht auf Alter und Geschlecht etwa 31—32 Stunden.

Um einen weiteren Einblick in die diesbezüglichen Verhältnisse zu schaffen, wurden weitere 4 Silberfüchse angesetzt und die zu den verschiedenen Zeiten entleerten Kotmengen aus einem in der Farm üblichen Mischfutter bestimmt. Dieses Futter war nach dem Vorgehen von LENKEIT und HABECK[3] sowie COLUMBUS[2] mit rotgefärbten Strohteilchen gemischt worden. Diese wurden dann im Kot ausgezählt und so die prozentuelle Ausscheidung in den einzelnen Stunden berechnet.

Die Futterzusammensetzung war folgende:

Fleisch mit Knochen	33,6%
Innereien	10,1%
frisches Blut	4,3%
Futterfische gebrüht	10,1%
Vollmilch	1 %
Zerealienschrot	28 %
Gemüse (Möhren, Mangold, Kohlrabi)	10,1%
Hefepräparat	0,8%

Bei diesem Futter ergab sich die in der folgenden Abb. 1 gezeigte Ausscheidungskurve:

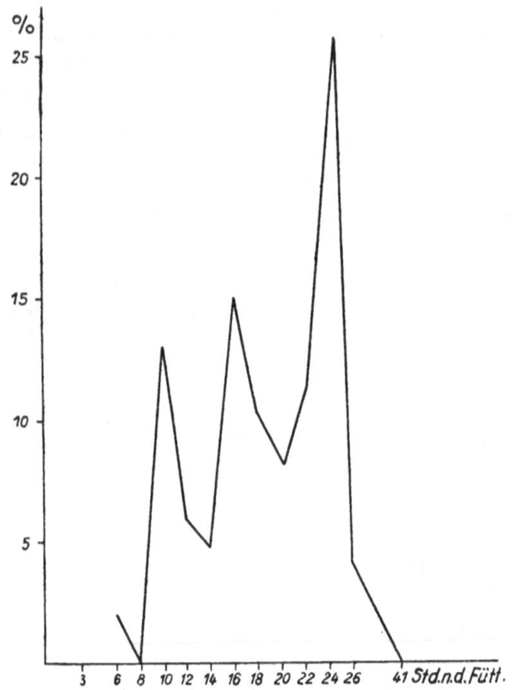

Abb. 1.

Daraus ist zu ersehen, daß die anfängliche Kotentleerung nur eine geringe ist; in der Zeit von 10—20 Stunden nach der Fütterung wird aber die Hauptmenge des Kotes (rund 57%) ausgeschieden, während der Rest von etwa 41% noch später abgesetzt wird. Bei den 4 untersuchten Tieren war, trotzdem die Kontrolle bis 41 Stunden nach der Futteraufnahme fortgesetzt wurde, die Ausscheidung mit etwa 26 Stunden beendet (Abb. 1).

Zur Feststellung der *Entleerungszeit des Magens* und des Weiterschiebens der Ingesta im Darm wurden insgesamt 36 Silberfüchse angesetzt, die von 2 bis 26 Stunden nach der Fütterung gepelzt wurden (Tab. 4). Das Futter war gleichfalls mit gefärbten Strohteilchen versetzt, sodaß die diesbezüglichen Verhältnisse genau geprüft werden konnten. Das Futter war das übliche Mischfutter.

Wenn wir diese Tabelle betrachten, so müssen wir vor allem bezüglich der *Magenentleerung* feststellen, daß es bei dem gereichten Futter immerhin 8—10 Stunden dauert, bevor rund 10% der aufgenommenen Nahrung den Magen verlassen haben. Nachher geht aber seine Entleerung schneller vor sich, wenn er auch nach 26 Stunden noch nicht ganz leer ist. Im *Dünndarme* haben wir ganz deutlich eine Stauung der Ingesta vor der Darmenge am Über-

Tabelle 4. *Verteilung der Strohteilchen im Magendarminhalt in %*

Gruppe	Stunden nach der Fütterung	Zahl der Tiere	Magen	Dünndarm I	Dünndarm II	Dünndarm III	Dick-darm	Blind-darm
1	2	2	99,3	—	—	0,4	0,04	0,3
2	4	2	93,2	0,1	1,7	2,3	1,4	1,4
3	6	2	94,7	0,3	1,8	1,4	0,8	1,2
4	8	3	90,8	2,1	1,7	2,3	2,7	0,4
5	10	3	94,4	0,8	1,7	0,5	2,2	0,5
6	12	3	85,4	1,5	1,4	4,5	4,7	2,5
7	14	3	84,1	1,0	2,9	5,3	5,1	1,6
8	16	3	76,9	0,8	4,8	4,0	9,7	4,0
9	18	3	64,3	4,8	5,6	10,8	13,8	0.7
10	20	3	46,1	4,1	8,3	9,7	30,2	1,6
11	22	3	34,3	5,1	8,8	10,2	30,3	0,7
12	24	3	28,3	3,9	10,6	24,3	32,1	0,5
13	26	3	9,3	1,9	2,9	18	67,3	0,7

gange des Dünn- in den *Dickdarm*, eine Stauung, wie sie auch von anderen Tierarten bekannt ist. Dabei wird der Dünndarm gewissermaßen von seinem kaudalen Ende her gefüllt. Die Füllung des Dickdarmes ist mit etwa 12—14 Stunden soweit fortgeschritten, daß durchschnittlich mit einem Kotabsatz ab dieser Zeit aus der betreffenden Fütterung gerechnet werden kann. Es bestehen jedoch diesbezüglich *starke individuelle Unterschiede*, sodaß von einzelnen Tieren auch schon früher Kot abgegeben werden kann. In den Blinddarm tritt immer nur eine geringe Menge Speisebrei (⌀ 1,2%) ein.

Wenn wir nun die bei den gepelzten Tieren festgestellten Darmlängen berücksichtigen, so ergeben sich für den Silberfuchs die folgenden maximalen *Durchgangsgeschwindigkeiten* (Dg):

Gruppe	St. n. d. Fütterung	Darmlänge	Durchgangsgeschwindigkeit in cm
1	2	174	87
2	4	192	48
3	6	186	32
4	8	238	29
5	10	203	20,3
6	12	225	18,8
7	14	205	14,6

Aus dieser Zusammenstellung ist ersichtlich, daß sich bei verhältnismäßig leerem Darm Teile der Ingesta im flüssigen Zustande mit einer Geschwindigkeit von rund 90 cm pro Stunde durch den Darm bewegen können, daß sich aber diese Geschwindigkeit mit der stärkeren Füllung des Darmes vermindert. Bei 28 Silberfüchsen wurde nun eine durchschnittliche Darmlänge von 203 (162—255) cm gefunden. Wenn wir diese mit den durchschnittlichen Durchgangszeiten des Futters in Beziehung setzen, so ergeben sich folgende *Durchgangsgeschwindigkeiten:*

Bei zweimaliger täglicher Fütterung

für die Morgenfütterung	rund 12 cm pro Stunde
für die Nachmittagfütterung	rund 7 cm pro Stunde
bei einmaliger Fütterung	rund 6,5 cm pro Stunde

Für einen anderen Fleischfresser, den Hund, gibt MANGOLD [4] eine durchschnittliche Dg. von 7,7 cm/Stunde an. Es besteht also beim Silberfuchs kein großer Unterschied mit der Dg. beim Hunde, trotzdem die Darmlänge des letzteren etwa das Doppelte von der des Silberfuchses beträgt. Als Ursache könnte eine schlechtere Ausnutzung der Nährstoffe beim Silberfuchs angenommen werden, über welche Frage Untersuchungen aufgenommen wurden, die noch laufen.

Zusammenfassung

Die Versuche mit Silberfüchsen über die Feststellung der Durchgangszeit und Durchgangsgeschwindigkeit des Futters ergaben folgende Resultate:

1. Die Durchgangszeit des Futters beträgt bei einmaliger Fütterung etwa 30—32 Stunden.
2. Wird zweimal täglich gefüttert, so ist die Dz. für die Morgens gereichte Nahrung bedeutend kürzer (10 Std.) gegenüber derjenigen der Nachmittagsfütterung, wo rund 29—31 Stunden festgestellt wurden.
3. Das Geschlecht hat keinen Einfluß. Bei den jungen Tieren passierte die Morgenfütterung etwas schneller den Darmkanal.
4. Die größere Hälfte des Kotes (57%) wird 10—20 Stunden nach der Nahrungaufnahme ausgeschieden, der ziemlich hohe Rest aber erst nach dieser Zeit.
5. Der Magen entleert sich nur sehr langsam, sodaß man 8—10 Stunden nach der Fütterung noch immer rund 90% des Futters im Magen vorfindet. Selbst nach 26 Stunden konnten noch Reste von fast 10% der aufgenommenen Nahrung festgestellt werden. Ebenso wie bei anderen Tierarten kommt es auch beim Silberfuchs zu einer Stauung des Futterbreies am Übergange des Dünn- zum Dickdarm. Von hier aus geht dann eine Anschoppung des Dünndarmes kranialwärts.
6. die Durchgangsgeschwindigkeit der Ingesta wechselt je nach der Art der Futtermittel durchschnittlich zwischen 6,5 und 12 cm pro Stunde, wobei flüssige Teile der Nahrung den Darm mit einer Geschwindigkeit bis zu rund 90 cm/Stunde durcheilen können.

Literaturverzeichnis

[1] BIESTER, R. zit. n. E. MANGOLD: Ernährung und Fütterung des Hundes, Verlag Schöps, Leipzig 1938.

[2] COLUMBUS, A., Diss. d. Landw. Hochschule Berlin 1934.

[3] LENKEIT, W. und R. HABECK, Arch. f. Tierernährung u. Tierzucht 2, 1930, 517.

[4] MANGOLD, E.: Darmlänge, Durchgangszeit und Durchgangsgeschwindigkeit, Akademieverlag Berlin 1951.

[5] PERELDIK: Die Fütterung der Pelztiere, Moskau 1945 (Russisch).

Eingegangen am 10. 1. 55

Aus dem Institut für Tierzucht der Martin-Luther-Universität Halle-Wittenberg
(Direktor: Prof. Dr. W. WUSSOW)

J. H. WENIGER und K. FUNK

Untersuchungen über die Silierung von Luzerne unter Beigabe verschiedener Sicherungszusätze

I. Einleitung

Für eine laufende und gleichmäßige Versorgung der Viehbestände ist eine Silofutterbereitung in unseren landwirtschaftlichen Betrieben nicht mehr wegzudenken. Vor allem für den Milchviehstall muß das im Verlauf des Jahres unterschiedlich stark anfallende Grünfutter, welches für den Direktverbrauch nicht in Frage kommt, zweckvoll konserviert werden. Hierfür steht der Landwirtschaft außer den verschiedenen Trocknungsmethoden (natürlich oder künstlich) die Gärfutterbereitung zur Verfügung. Neben den rein technischen Einzelheiten der Silierung, deren Beachtung den Erfolg im hohen Maße bedingt, ist eine Kenntnis der in Frage kommenden Futterpflanzen ebenso wichtig. Im allgemeinen bieten kohlenhydratreiche Futterpflanzen keine besonderen Schwierigkeiten für die Gewinnung einer einwandfreien Silage. Je eiweißreicher dagegen die Futterstoffe sind, desto mehr ist Wert darauf zu legen, die Voraussetzungen für eine vorwiegend milchsaure Gärung zu schaffen. Als besonders eiweißreich sind neben jungem Weidegras alle Leguminosen zu bezeichnen, weswegen die Einsilierung dieser Pflanzen mit größter Sorgfalt unter Anwendung von Sicherungszusätzen zu erfolgen hat. Unter den zuletzt genannten Futterpflanzen ist die junge Luzerne wegen des hohen Eiweiß- und Kalkgehaltes wohl am schwersten zu silieren. Die Sicherungszusätze als solche bieten keine volle Gewähr für das Gelingen der Silage, da diese lediglich ein Hilfsmittel zur Erzielung der Milchsäuregärung darstellen und außerdem viele Faktoren, z. B. Verschmutzung des Futters, hohe Einsäuerungstemperaturen im Sommer, Erntezeitpunkt, Zerkleinerungsgrad usw. wirksam sind.

Es wurden in der vorliegenden Arbeit aus der Vielzahl der Sicherungszusätze zunächst 2 herausgegriffen, und zwar *Ameisensäure* und *Kofasalz*, welche sich bisher am besten für die Silage jungen Grünfutters zu eignen scheinen. Daneben kam noch ein weiteres Präparat zur Anwendung, das von FLIEG, O. und PFÜTZER, M.[5] als Grünfutterkonservierungsmittel vorgeschlagen wurde. Außer der Bewertung der unter Zusatz dieser 3 Mittel gewonnenen Luzernesilagen nach den z. Zt. gebräuchlichen Schlüsseln wurden diese auch noch hinsichtlich ihres *Verdauungswertes an Hammeln* geprüft.

Die geringsten Verluste an Eiweiß und Trockensubstanz, welche sich nur auf wenige Prozente beliefen, wurden früher bei der Verwendung von Mineralsäurezusätzen zur Grünfuttersilage erreicht. Der Nachteil dieser Mittel liegt aber darin, daß sie bei längerer Einwirkungsdauer auf den Tierkörper einen schädlichen Einfluß ausüben. Aus diesem Grunde kam man in Deutschland hiervon ab, und an Stelle der Mineralsäuren trat eine organische Säure — die *Ameisensäure* — welche als „Amasil" in Form von 90%iger Rohameisensäure in den Handel kam. SPEER, W.[18] und KEIL, W.[6] bezeichnen sie als frei von physiologischen Nachteilen für den tierischen Organismus. TOERMISSEN, E. und BRINKMANN, E.[19] finden die Ameisensäure als Stoffwechselprodukt, welches weiter abgebaut wird. Infolge ihrer restlosen Verbrennung im Tierkörper können nach WÖHLBIER, W. und SIEBERT, R.[20] höchstwahrscheinlich keine schädigenden Wirkungen auftreten. Die Ameisensäure findet sich ferner als Nebenprodukt bei vielen Gärungsprozessen und ist in geringen Mengen auch in jedem Gärfutter enthalten ([1, 5, 13]). Sie ist nicht bakterientötend und bewirkt nach SCHEUNERT und SCHIEBLICH eine Umschichtung des Bakterienbestandes, welche sich fördernd auf die Milchsäurebildung auswirkt. Das in den späteren Jahren von PFEIFFER, G.[12] entwickelte „*Kofasalz*" bietet als ein indifferentes, streufähiges und wasserlösliches Pulver, das aus Calciumformiat mit geringem Natriumnitritzusatz besteht, in der technischen Anwendung und im Transport Vorteile gegenüber der flüssigen Ameisensäure. Als drittes Zusatzmittel wurde von uns *Kaliumrhodanid* einer näheren Prüfung unterzogen. In den technischen Fortschrittsberichten 1952[5] wird von P. HIRSCH die Anwendung von Rhodanverbindungen besonders hervorgehoben. Nach seiner Mitteilung eignen sich insbesondere Ammonium-, Natrium-, Calcium- und Magnesium-Rhodanid in 0,03—0,1 prozentiger Konzentration besonders als Grünfutterkonservierungsmittel bei der milchsauren Gärung. Sie sollen Ameisensäure, Calciumformiat, Dicalciumphosphat und Formamid plus Natriumnitrit überlegen sein. Die Wirkungsweise dieser Rhodanverbindungen ist keimtötend. Es wird auf die Ungiftigkeit der Rhodan-Wasserstoffsäure hingewiesen[2].

II. Die Anstellung der Versuche

Das Ausgangsmaterial bildete junge eiweißreiche Luzerne in der Knospe. Nach der Werbung wurden die Futtermassen gehäckselt und die einzelnen Behälter möglichst schnell beschickt. Hierfür standen 3 Eisensilos mit Schutzanstrich mit einem Fassungsvermögen von je ca. 2 m^3 zur Verfügung. Der jeweilige Sicherungszusatz wurde in folgenden Mengen beigegeben:

Kofasalz: 300 g gleichmäßig verstreut pro 1 dz Grünmasse
Ameisensäure 90%ig: 1 : 20 verdünnt, 5 Ltr. pro 1 dz Grünmasse
Kaliumrhodanid: 5 Ltr. Wasser mit 100 g pro 1 dz Grünmasse.

Die Füllung erfolgte unter gründlichem Festtreten. Der Futterstock wurde mit Ölpapier und Lehm abgedichte und mit Steinen belastet. Für einen möglichst luftdichten Abschluß wurde durch wiederholtes Festtreten und erneutes Abdichten gesorgt.

Nach 3 Monaten wurden die Silos geöffnet, die oberste Schicht des Futters entfernt und die silierten Futtermengen auf *Qualität* durch die Bestimmung des pH-Wertes und der einzelnen Säuren geprüft. Damit parallel liefen *Verdauungsversuche an Hammeln.*

III. Die Versuchsergebnisse

1. Das Ausgangsmaterial stammte von *einem* Feldschlag und wurde bei kühlem Wetter gewonnen. Während der Füllung der Silos wurden laufend Proben entnommen, um einen möglichst guten Durchschnittswrt zu erhalten. Die Analysen nach der Weender-Methode ergaben im Durchschnitt von 6 Proben folgende Werte:

Tabelle 1. *Rohnährstoffe in % der Ur- und Trockensubstanz junger Luzerne*

Trocken-substanz	Org. Subst.	Rohprot.	Rohfett	Rohfaser	N-freie Extr.-St.
in der Ursubstanz					
20,31	16,84	4,17	0,69	4,91	7,07
in der Trockensubstanz					
100	82,91	20,54	3,41	24,16	34,80

2. Das silierte Material wurde sowohl hinsichtlich seiner Qualität als auch seines Nährstoffgehaltes untersucht.

a) *Qualität*

Die Qualitätsuntersuchungen erfolgten auf Grund verschiedener Bewertungsmaßstäbe.

Tabelle 2. *Die Säurebestimmung nach* LEPPER *und* FLIEG *und die Punktbewertung nach* O. FLIEG [3]

Sicherungs-zusatz	Säuredestillation Milch-	Essig-	Butter-säure in %	Punktbewertung Milch-	Essig-	Butter-säure	Gesamt-punkte	Note
Kofa	1,40	0,52	0,12	23	15	30	68	gut
Ameisensäure	1,34	0,66	0,28	20	15	20	55	befriedigend
Kaliumrhodanid	0,50	1,24	0,46	1	0	20	21	schlecht

Tabelle 3. *Beurteilung der Silage nach dem Königsberger Schlüssel* [10]

Sicherungs-zusatz	pH-Zahl	Punktzahl Farbe	Geruch u. Geschm.	Struktur	Ges. Pkt. Sinnesprfg. Sp. 2—4	Analyt. Befund Pkt.-Z.	Ges. Pkt.-Z. Sp. 2—6	Urteil
	1	2	3	4	5	6	7	8
Kofa	4,86	4	7	4	15	14	29	gut
Ameisensäure	4,65	4	5	4	13	7	20	mäßig
Kalium-rhodanid	5,31	4	3	4	11	2	13	schlecht

Aus den Tabellen 2 und 3 kann entnommen werden, daß die Kofa-Silage die höchsten Bewertungspunkte erhalten hat. Bei der Sinnesprüfung ergaben sich zwischen den einzelnen Behältern nur Unterschiede hinsichtlich des Geruches und Geschmackes. Zu stärkeren Abweichungen dagegen kam es bei der analytischen Prüfung der Silage;

auffallend tief ist bei dem Gärfutter mit Kaliumrhodanid der Milchsäuregehalt, während der Essigsäuregehalt mit über 1 % ziemlich hoch liegt.

Aus den Ergebnissen der hier angewendeten gebräuchlichen Beurteilungsschlüssel kann entnommen werden, daß in diesem Fall als Sicherungszusatz für die Silierung junger Luzerne das *Kofasalz* besonders günstig gewirkt hat.

b) *Der Rohnährstoffgehalt*

Die Analyse der Rohnährstoffe wurde nach der gleichen Methode wie beim Ausgangsmaterial vorgenommen. Die Probenahmen erfolgten laufend vor, während und nach den Verdauungsuntersuchungen; sie umfassen somit den gesamten Futterstock in seiner ganzen Höhe. Insgesamt kamen 8 Doppeluntersuchungen zur chemischen Analyse. Darüber hinaus wurden täglich Trockensubstanzbestimmungen für die Verdauungsversuche ausgeführt.

Im Durchschnitt fanden wir folgende Werte (Tab. 4):

Tabelle 4. *Rohnährstoffe der Silage in % der Ur- und Trockensubstanz*

	Trocken-substanz	Org. Subst.	Rohprot.	Rohfett	Rohfaser	N-freie Extr.-St.
	in % der Ursubstanz					
Kofa	20,72	16,78	4,31	1,00	5,25	6,22
Ameisensäure	19,88	15,99	4,13	0,88	5,32	5,77
Kaliumrhodanid	20,15	16,38	4,03	0,90	5,84	5,40
	in % der Trockensubstanz					
Kofa	100,00	80,48	20,82	4,81	25,35	30,00
Ameisensäure	100,00	81,34	20,89	4,40	26,88	29,17
Kaliumrhodanid	100,00	80,30	20,02	4,48	28,98	26,82

Im Vergleich zu Tabelle 1 ergibt sich die übliche Vermehrung des Rohfettes und die Verminderung der N-freien Extraktstoffe. Ein größerer Einfluß auf die Rohnährstoffzusammensetzung durch die verschiedenen Sicherungszusätze läßt sich außer bei den N-freien Extraktstoffen nicht feststellen.

3. *Die Verdauungsuntersuchungen*

Für die Untersuchungen auf Verdaulichkeit der verschiedenen Silagen wurden Verdauungsversuche nach den hierfür geltenden Richtlinien an 3 Hammeln durchgeführt.

Die Tiere erhielten 400 g Heu und $2^1/_2$ kg Silage pro Tag in der Versuchszeit.

Es wurden folgende *Verdauungskoeffizienten* gefunden (Tab. 5):

Tabelle 5. *Vergauungskoeffizienten junger einsilierter Luzerne mit verschiedenen Sicherungszusätzen an Hammeln*

	Org. Subst.	Rohprot.	Rohfett	Rohfaser	N-freie Extr.-St.
Kofa	65,4	72,9	65,2	49,1	74,1
	65,8	73,7	58,3	54,0	71,4
	64,7	74,4	63,4	55,3	66,2
∅	65,3	73,7	62,3	52,8	70,6
Ameisensäure	61,4	75,0	50,3	47,4	66,1
	64,4	75,1	50,0	54,2	68,3
	65,0	74,9	59,2	51,4	71,1
∅	63,6	75,0	53,2	51,0	68,5
Kaliumrhodanid	53,8	70,7	63,3	45,2	48,2
	54,3	69,7	69,2	40,6	53,7
	57,3	68,8	64,2	50,2	55,1
∅	57,5	69,7	65,6	45,3	52,4

Auf Grund der ermittelten Verdauungskoeffizienten errechnen sich für das untersuchte Silofutter nachstehende verdauliche Nährstoffe und Stärkewerte (Tab. 6):

Tabelle 6. *Verdauliche Nährstoffe und Stärkewerte von junger einsilierter Luzerne in % der Trockensubstanz*

	Org. Subst.	Roh-prot.	Roh-fett	Roh-faser	N-fr. Extr.	Ges. Nährst.	Stärke-wert	Eiweiß-Stärkew verh. 1
Kofa	52,90	15,34	3,00	13,38	21,18	56.81	48,70	3,2
Ameisensäure	51,69	15,67	2,34	13,70	19,98	54,53	46,21	2,9
Kaliumrhodanid	44,91	13,95	2,94	13,13	14,05	47,89	38,62	2,8

Aus der Tabelle 5 ergibt sich deutlich, daß zwischen den Verdauungskoeffizienten von Kofa- und Ameisensäuregärfutter bezüglich der wichtigsten Nährstoffe keine nennenswerten Unterschiede festgestellt werden konnten. Dagegen lagen die Werte für Silage mit Kaliumrhodanid ungünstiger.

Bei Umrechnung unserer Ergebnisse auf 17% Trockensubstanz traten die in Tabelle 7 angeführten Abweichungen auf. Hierzu im Vergleich bringen wir die von KIRSCH und WERNER [8] angeführten Zahlen für Silage von junger Luzerne in der Knospe.

Ähnliche Untersuchungen wurden bereits von SCHARRER, K. und SCHREIBER, R. ([16, 17]) ausgeführt. Da das Ausgangsmaterial bei derartigen Feststellungen an Grünfutter von Versuch zu Versuch stets Schwankungen im Nährstoffgehalt und in der Güte der Silage ausgesetzt ist, so

Tabelle 7. *Rohnährstoffe sowie Gesamtnährstoff und Stärkewert in % der Ursubstanz junger Luzerne*

	Rohnährstoffe in %						Verdaul. Nährstoffe		
	Trock.-Subst.	Org. Subst.	Roh-prot.	Roh-fett	Roh-faser	N-fr. Extr.	verd. Roh-prot. %	Ges. Nähr-stoff kg/dz	Stärkew. kg/dz
Nach KIRSCH und WERNER	17,0	13,8	3,8	1,1	3,9	5,0	2,8	9,9	8,7
Kofa	17,0	13,7	3,5	0,8	4,3	5,1	2,6	9,6	8,3
Ameisensäure	17,0	13,8	3,5	0,7	4,6	5,0	2,7	9,3	7,8
Kaliumrhodanid	17,0	13,6	3,4	0,8	4,9	4,5	2,4	8,1	6,5

ergibt sich kein direkter Vergleich der o. a. Arbeiten zu unseren Ermittlungen. Trotz zahlreicher Untersuchungen läßt sich bisher immer noch nicht mit Bestimmtheit sagen, ob das Kofasalz oder die Ameisensäure größere Vorteile bezüglich der Verdaulichkeit bei ihrem Gebrauch zur Silageherstellung bietet [15]. Von den beiden oben genannten Autoren wurden eine ganze Reihe weiterer Sicherungszusätze ausprobiert, von denen sich Zucker und besonders Melasse als Zusätze für die Gärfutterbereitung aus junger Luzerne bewährt haben sollen. Eine Beigabe von Milchsäure brachte jedoch nicht den gewünschten Erfolg [14].

NEHRING, K. [11] prüfte ebenfalls an eiweißreicher Leguminosensilage die Wirkung des Kofasalzes und der Ameisensäure. Er kommt zu dem Schluß, daß das Kofasalz zumindest der Ameisensäure als gleichwertig angesehen werden kann. Der Vorteil des Kofasalzes ist somit hauptsächlich auf dem Gebiet der bequemeren und ungefährlicheren Anwendungsmöglichkeit zu suchen.

Ameisensäure und *Kofasalz* können demnach für die Gärfuttergewinnung aus eiweißreichem Grünfutter empfohlen werden, wohingegen der Erfolg bei der Verwendung von *Kaliumrhodanid* ausblieb. Sowohl in der Bewertung als auch in den Verdauungswerten lag diese Silage in ihrer Qualität unter den übrigen beiden.

IV. Zusammenfassung

Im Institut für Tierzucht der Universität Halle wurden Silierungs- und Verdauungsversuche mit junger Luzerne ausgeführt. Das Silofutter wurde unter Beigabe der Sicherungszusätze Kofasalz, Ameisensäure und Kaliumrhodanid bereitet. In der Arbeit wird kurz auf die verwendeten Zusätze eingegangen und der technische Ablauf der Untersuchungen beschrieben.

Die Ergebnisse im einzelnen können in folgenden Punkten zusammengefaßt werden:

1. Die Qualitätsbeurteilung der Silage erfolgte nach der Methode von LEPPER und FLIEG und nach dem Königsberger Schlüssel. Sie ergab, daß in beiden

Fällen die Silage mit Kofazusatz als gut beurteilt wurde. Mittelmäßige Qualität lieferte das Gärfutter mit Ameisensäure, während das Kaliumrhodanid ein schlechtes Gärfutter mit verhältnismäßig geringem Buttersäure- und hohem Essigsäuregehalt lieferte.

2. Der Rohnährstoffgehalt, der aus vollkommen gleichem Ausgangsmaterial gewonnenen 3 Silagen, zeigte stärkere Unterschiede in den N-freien Extraktstoffen.

3. Zur Feststellung der Verdaulichkeit wurden Versuche an Hammeln durchgeführt. Mit Hilfe dieser Verdauungskoeffizienten berechneten wir den Gehalt an verdaulichem Rohnährstoff und Stärkewert dieses Futters. Die Kofasilage zeichnete sich durch den günstigsten Stärkewert aus. Im Hinblick auf das verdauliche Rohprotein bestehen zwischen Kofa- und Ameisensäuresilage nur geringe Unterschiede. Ein Zusatz von Kaliumrhodanid lieferte sowohl im Stärkewert- und Gesamtnährstoffgehalt als auch im verdaulichen Rohprotein ein minderwertiges Futter.

4. Da das Problem der Einsäuerung von junger Luzerne noch keine allseitig befriedigende Lösung gefunden hat, und die Sicherungszusätze nicht immer mit Bestimmtheit ein Gelingen der Silage garantieren, sind bisher über diese Fragen bereits reichhaltige Untersuchungen gelaufen. Da die diesbezüglichen Ergebnisse durchaus widersprechenden Charakter haben, werden auch ferner weitere Ermittlungen notwendig sein. In Anbetracht dessen mag hierzu kritisch bemerkt werden, daß nach wie vor die Reuter- oder künstliche Trocknung ein z. Zt. sicheres Mittel zur Konservierung von junger Luzerne darstellen.

Unser Beitrag konnte neben den schon bekannten Wirkungen von Kofasalz und Ameisensäure bei der Gärfutterbereitung aus junger Luzerne wengistens den Nachweis bringen, daß die von O. FLIEG und M. PFÜTZER empfohlenen Rhodanverbindungen als Sicherungszusätze bei der Einsilierung nicht geeignet sind.

V. Literaturverzeichnis

[1] BACHMANN, J. A.: Einiges über Säuren und Aminosäuren aus Silofutter. Diss. Eidgen. Techn. Hochsch. Zürich 1927.

[2] CHRISTIANSEN, B.: Rhodanwasserstoffsäure und Prophylaxe der übertragbaren Darmkrankheiten. Dtsch. Gesundheitswesen, H. 14, 1946, S. 393.

[3] FLIEG, O.: Ein Schlüssel zur Bewertung von Gärfutterproben. Ztschr. Futterbau u. Gärfutterber. Bd. 1, 193, 1938, S. 121.

[4] FLIEG, O.: Über den Ameisensäuregehalt von Gärfutterproben und den Ameisensäurefehler bei der Bestimmung von Butter- und Essigsäure. Tierern. u. Futtermittelkde. Neue Folge d. Landw. Vers.-Stat., Bd. 3, 1940, S. 53..

[5] FLIEG, O. und PFÜTZER, M.: Fortschritte der chem. Technologie in Einzeldarstellungen, Bd. 54, Steinkopf 1952, S. 40.

[6] KEIL, W.: Zur Frage der Schädlichkeit von Ameisensäure bei der Gärfutterbereitung. Biederm. Zentralbl. Abt. B, Tierern., Bd. 13, 1941, S. 211..

[7] KIRSCH, W., FEDER, K. und LUKACZEWICZ: Quantitative Untersuchungen über die Nährstoffverluste bei der Grünfuttereinsäuerung mit chem. und nat. Zusatzmitteln. Biederm. Zentralbl. Abt. B, Tierern. Bd. 6, 1934, S. 149.

[8] KIRSCH und WERNER: Futtermitteltabellen.
[9] LENKEIT, W. und DEPPE, K.: Zum Einfluß der Ameisensäure auf den Säure-Basenhaushalt. Ztschr. f. Tierern. u. Futtermittelkd. Neue Folge d. landw. Vers.-Stat. Bd. 4, 1940, S. 54.
[10] Königsberger Schlüssel im „Verband deutscher Landw. Untersuchungs- und Forschungsanstalten". Methodenbuch Bd. 3, 1951, S. 40.
[11] NEHRING, K.: Die Wirkung versch. Sicherungszusätze bei der Einsäuerung von Futterpflanzen. Die dtsch. Landw., Bd.. 3, H. 8, 1940, S. 114.
[12] PFEIFFER, G.: Die Erhaltung von Grünfutter in Behältern. Biederm. Zentralbl., Abt. B, Tierernährung, Bd. 13, 1941, S. 1.
[13] RUSSELL, E. J.: The chemical changes taking place during the ensilage of maize. Journ. of Agr. Sc.. Bd. II, 1907/08, S. 392.
[14] SCHARRER, K., SCHREIBER, R. und KÜHN, H.: Silierversuche über die Nährstoffverluste beim Anwelkverfahren. Arch. f. Tierern., Bd. 1953, S. 177.
[15] SCHARRER, K.. und SCHREIBER, R.: Mie Brauchbarkeit von Kofasalz für die Gärfutterbereitung. Biederm. Zentralbl., Abt. B, Tierern., Bd. 16, 1944, S. 1.
[16] SCHARRER, K. und SCHREIBER, R..: Über die Verwendung von Milchsäure als Sicherungszusatz bei der Gärfutterbereitung. Tierern. und Futtermittelkde. Neue Folge der ldw. Versuchsstat. 1944, Bd. 7, S. 260..
[17] SCHARRER, K., SCHREIBER, R. und KÜHN, H.: Über die Zusammenhänge zwischen dem Entwicklungsstand der Luzerne und ihre Silierungsfähigkeit. Arch. f. Tierern., Bd. 3,. 1953, S. 160.
[18] SPEER, W.: Gärfutterbereitung mit Hilfe chem. und biol. Zusätze. Dtsch. Landw. Presse, H. 8 u. 29, S. 240 und S. 252, 1941, H. 27, S. 264, 1942.
[19] TOERMISSEN, E. und BRINKMANN, E.: Über den Abbau der niedrigen Fettsäuren insbesondere der Essig- und Ameisensäure im Säugetier und über die Frage der Zuckerbildung aus Fett. Zeitschr. f. Physiolg. Chem. Bd. 252, 1938, S. 168.
[20] WÖHLBIER, W. und SIEBERT, R.: Versuche über Verfütterung von Ameisensäure. Zeitschr. f. Tierern. u. Futtermittelkde. Neue Folge d. Landw. Vers.-Stat., Bd. 4, 1940, S. 107.

Eingegangen am 1. 12. 54

Aus dem Agriculturchemischen Institut der Friedrich-Schiller-Universität Jena
(Direktor: Prof. Dr. G. MICHAEL)

G. MICHAEL und B. BLUME

Über das Verhalten einiger lebenswichtiger Aminosäuren beim biologischen Abbau in verschiedenen Pflanzen *)

Die in neuerer Zeit in steigendem Maße erforschte ernährungsphysiologisch bedeutsame Rolle der Aminosäuren (AS) brachte es mit sich, daß heute bereits eine beträchtliche Anzahl von Arbeiten über den AS-Gehalt in Nahrungs- und Futtermitteln vorliegt. Einige von ihnen vermag der tierische Organismus nicht selbst zu synthetisieren, sie stellen Substanzen mit Vitamincharakter dar. Fehlt eine der neun von ROSE als lebenswichtig erkannten AS in der Nahrung oder stehen sie dem Organismus nicht in erforderlichem Mengenverhältnis zur Verfügung, dann können auch die anderen AS nicht mehr ausgenutzt werden: Das N-Gleichgewicht ist gestört, und diese Störung führt zu einer negativen N-Bilanz, zu Appetitmangel, Gewichtsverlust, verminderter Widerstandsfähigkeit des Körpers und anderen Folgeerscheinungen [1]. Zweifellos besteht zwischen den einzelnen Tierarten qualitativ und quantitativ ein etwas unterschiedlicher Bedarf an lebenswichtigen AS, wobei ein Teil der Wirkung des in seiner AS-Zusammensetzung verschiedenen tierischen Eiweißes auch auf dem Vorhandensein von Wirkstoffen, Vitamin B 12, APF und dergleichen beruht ([2, 3]). Dennoch bleibt die Bedeutung einer richtigen AS-Zusammensetzung der Nahrungs- und Futtermittel für die Ernährung von Mensch und Tier bestehen, und es ergibt sich sogar die Möglichkeit, durch geeignete Futterzusammenstellungen mit ausgeglichenem AS-Gehalt jede einzelne dieser AS zu optimaler Wirksamkeit zu bringen und gegebenenfalls dadurch auch die Gesamtmenge an Protein ohne Minderung seines Nährwertes zu senken [4].

Hinsichtlich der für unsere Tiere als Futtermittel dienenden Pflanzen ist bisher ziemlich bekannt der Aufbau der Reserveproteine der Samen, und es liegen auch bereits Analysen der Blattproteine verschiedener Pflanzen vor, wenn auch BONNER [5] noch kürzlich schreiben konnte, daß „studies on the leaf-proteins are relatively recent and meager as compared with those concerned seed-proteins“. Noch weniger aber weiß man über den Einfluß verschiedener Umweltfaktoren auf den Gehalt unserer Futterpflanzen an AS und über die Frage, ob sich deren Verhältnisse zueinander ändern, wenn äußere oder innere Faktoren eine Umstellung der physiologischen Vorgänge in der Pflanze auslösen.

*) Mit dankenswerter finanzieller Unterstützung durch die Staatliche Plankommission, Zentralamt für Forschung und Technik, Berlin.

Das Ziel der vorliegenden Arbeit war es deshalb, lebenswichtige AS in Futterpflanzen während des biologischen Abbauprozesses zu verfolgen, so wie er je nach den herrschenden Bedingungen bei jeder Heuwerbung in gewissem Umfang eintritt, bis ein geeigneter Trocknungsgrad die vitalen Vorgänge unterbricht. Zur Bestimmung wurden *Tryptophan* und die beiden basischen AS *Lysin* und *Arginin* herangezogen.

Lysin wurde deshalb gewählt, weil es einerseits eine der für tierische und menschliche Ernährung wichtigsten AS darstellt und weil es in vielen Nahrungsmitteln fehlt oder doch häufig als die im Minimum befindliche AS deren Nährwert begrenzt.

In vielen Einzeluntersuchungen ist die Bedeutung dieser AS unterstrichen worden. So kommt sie sehr häufig in Histonen vor, ist im gelben Ferment vorhanden und für das Hämoglobin bei der Bildung des Pferdeblutes erforderlich. In besonders hoher Konzentration liegt sie mit 13% nach 15% Arginin in der Thymusdrüse vor [6]. Nach ALMQUIST [7] muß sie mit einem Anteil von mindestens 5% im Futterprotein enthalten sein, wenn junge Tauben und Hühner wachen und alte Ratten bei Gewichtskonstanz bleiben sollen. Auf dänischen Versuchsgütern durchgeführte Fütterungsversuche sprechen nach PETERSEN [8] dafür, daß sie besonders für die Bildung des Spermas wie überhaupt bei starkem Wachstum und der Neubildung von Zellen mitwirken muß, dagegen kann sie vom tierischen Körper nicht oder nur in unzureichendem Maße aufgebaut werden, offenbar deshalb, weil sie nicht im Zuge der allgemeinen Transaminierungen gebildet werden kann [9].

Gegenüber dieser großen Bedeutung, die Lysin für die tierische Ernährung besitzt, ist es in vielen Futtermitteln nur in unzureichender Menge vorhanden. Es fehlt z. B. völlig in den Prolaminen und bewirkt dadurch den geringen Lysingehalt von Getreidekörnern, besonders von Mais [4, 10]. Ebenso enthalten Flachs- und Sonnenblumensamen [7, 11] und alle Gemüse [12] nur geringe Mengen. Beispielsweise hat bei Menschen die vornehmliche Ernährung mit Getreide und Reis einen ausgesprochenen Mangel an Lysin zur Folge, und der Zusatz dieser AS kann eine Verdoppelung des biologischen Wertes solcher Nahrungsmittel bewirken [4]. Außerdem ist eine strenge Abhängigkeit seiner physiologischen Wirksamkeit von der Trocknungstemperatur bekannt, denn nach Backen oder Rösten kann seine Angreifbarkeit durch Verdauungsenzyme bis auf $^1/_5$ herabgesetzt werden, weil sich die denaturierten globulären Reserveproteine in die unlöslichen fibrillaren Ketten-Proteine umwandeln [15]. Aus diesen Gründen muß es von besonderer Bedeutung sein, Erkenntnisse über etwaige Veränderungen im Lysingehalt verschiedener Pflanzen und über alle Faktoren zu gewinnen, die deren Lysingehalt beeinflussen.

Die wichtige Rolle von *Arginin* für die Lebensprozesse geht schon daraus hervor, daß es in allen Eiweißstoffen gefunden worden ist: Es ist überwiegend (zu etwa 30%) im Nucleoprotamin des Zellkerns enthalten [16, 17]. Ihm fällt beispielsweise neben Lysin die Hauptrolle bei der Spermatozoenbildung zu. Bekannt ist weiter seine Rolle in der Leber bei der Harnstoffbildung. Auch beim Aufbau der Skleroproteine ist Arginin in einem relativ hohen Prozentsatz, z. B. mit 7,8% in Haarkeratinen von Schafwolle beteiligt [18]. Nach ALMQUIST und MANGOLD [7, 14] ist Arginin für Erhaltung und schnelles Wachstum der Kücken und für eine normale Befiederung unentbehrlich und soll zu 6% im Nahrungsprotein enthalten sein. Von Gräsern und Getreide enthalten die oberirdischen Teile nur wenig Arginin, die Samen etwas mehr. Beträchtliche Mengen an Arginin finden sich dagegen in Samen von Öl- und Hülsenfrüchten. Aus dem hohen Arginin-Gehalt der Samen, der beim Keimen schnell wieder abnimmt, schließt MOTHES [19] auf eine besondere Rolle des Arginins als Energieträger und sieht eine Parallele in den großen Mengen an Arginin in den Spermatozoen. Für eine besondere Bedeutung des Arginins in dieser Richtung spräche auch die auffallende Konstanz im Verhältnis Desoxyribonucleinsäure/Arginin, die VENDRELY [20] in Erythrocytenzellkernen bei verschiedenen Fischarten fand. Andererseits sieht LUGG [21] das Arginin wegen seines hohen Stickstoffgehaltes als N-Speicher in den Samen an, der auf dem Wege über die Amide den Stickstoff zum Aufbau anderer AS des Plasmas liefert. So kommt dem Arginin im Stoffwechsel sowohl der Pflanzen als auch der Tiere wohl eine Reihe spezieller Funktionen zu.

Auch *Tryptophan* gehört nach ROSE zu den unentbehrlichen AS, wenn auch über die spezifische Wirkungsweise im Organismus noch keine Klarheit besteht. Es ist nötig für die Aufrechterhaltung des N-Gleichgewichtes im menschlichen Körper sowie zur Vermeidung von Gewichtsverlust, es bewirkt zusammen mit Tyrosin die Melaninbildung durch seinen engen Zusammenhang mit Kynurenin, das seinerseits als Pigmentvorstufe erkannt wurde [22]. Außerdem ist Kynurenin Vorstufe von Anthranilsäure, der Muttersubstanz der Nicotinsäure, welche als unentbehrlicher Bestandteil von Enzymen der biologischen Oxydation gilt [23]. Wie für Lysin und Arginin ist die Notwendigkeit auch von Tryptophan in Nahrungsproteinen am Beispiel von Kücken und Ratten gezeigt worden: Die Zunahme an Körpergewicht stellt eine lineare Funktion zum Tryptophangehalt des Futters dar.

In einer Reihe von Fällen bestimmt die Anwesenheit von Tryptophan den biologischen Wert eines Proteins: Beispielsweise bedingt der hohe Tryptophangehalt des Tuberins den besonderen Nährwert des Kartoffeleiweißes, während andererseits das Knochenmehl wegen des völligen Fehlens von Tryptophan im Kollagen kein vollwertiges Eiweiß darstellt [6, 24]. Unter den Futtermitteln enthalten die Prolamine, Getreide- und Hülsenfruchtsamen nur geringe, Gräser und insbesondere Klee und Luzerne dagegen größere Mengen an Tryptophan.

Die Tabelle 1 unterstreicht noch einmal die Bedeutung der drei von uns ausgewählten AS für eine richtige Futterzusammenstellung. Sie zeigt den Gehalt von tierischen Organen und Produkten im Vergleich mit einigen gebräuchlichen pflanzlichen Futtermitteln und läßt erkennen, wie häufig sich gerade unsere Nahrungs- und Futtermittel hinsichtlich ihrer AS-Zusammensetzung von den tierischen Proteinen, die aufgebaut werden sollen, unterscheiden und wie wichtig also die Kenntnis über Vorkommen und Beeinflussung dieser drei AS durch Umweltfaktoren ist.

Tabelle 1. *Prozentualer Anteil der drei Aminosäuren in tierischen und pflanzlichen Proteinen.* Nach BLOCK u. BOLLING [25]

	Blutproteine		Ges. Ei	Ges. Milch	Wolle	Federn	Muskel	Gehirn	Leber	Ges. Tier
	Fibrin	Serum								
Lysin	9,1	10,0	7,0	8,7	3,1	1,8	10,0	7,0	7,0	6,5
Arginin	7,8	5,8	6,6	4,2	10,0	8,0	7,7	7,4	6,6	7,3
Tryptophan	3,9	1,9	1,5	1,5	1,5	0,7	1,4	1,3	1,5	1,0
	Kartoffel	Ges. Hafer Korn	Ges. Weizen Korn	Weizenmehl	Brot	Reis Korn	Gras-Blätt.	Soja-Schrot	Erbse Bohne	Hefe
Lysin	8,3	3,6	2,7	1,9	2,8	3,2	5,5	6,8	6,5	7,5
Arginin	5,0	6,8	4,3	3,9	3,5	7,2	7,0	7.3	7,0	4,5
Tryptophan	2,1	1,3	1,2	0,8	1,3	1,3	2,2	1,4	0,8	1,3

Material und Methoden

Als Versuchsmaterial dienten als Beispiel für die Leguminosen *Luzerne und Rotklee*, für die Gramineen *Sommergerste* und außerdem noch Blätter von *Tabak*. Die Ernte erfolgte vor der Blüte bzw. im Stadium des Schossens. Je eine Hälfte des frischen grünen Pflanzenmaterials wurde sofort bei 65° im Trockenschrank getrocknet, der andere Teil vorher 4 Tage dunkel und feucht gelagert, um die biologischen Abbauerscheinungen zu erfassen, die auch während der Heuwerbung ablaufen, sowie es früher schon einmal von uns zur Erfassung der Veränderungen anderer Stoffgruppen während der Lagerung geübt worden ist [26, 38].

Bei der analytischen Bestimmung von AS in Materialien, die außer den Proteinen auch Kohlehydrate enthalten, verursacht bekanntlich schon der erste

Schritt, die saure oder alkalische Hydrolyse, durch hohe H- bzw. OH-Ionenkonzentration in der Hitze mit der Zeit mehr oder weniger tiefgreifende Veränderungen der einzelnen Eiweißbausteine, und zwar werden diese nicht zu gleichen Prozentanteilen, sondern in verschieden hohem Maße angegriffen und zerstört. Einerseits beruhen diese Zerstörungen auf Reaktionen von Aldehyden mit Indolkörpern [27], andererseits liegt der Grund dafür in der pH-abhängigen sog. „Bräunungsreaktion" zwischen Glukose und den freien Aminogruppen [28] unter Huminbildung. Man hat zwar auf verschiedeenen Wegen versucht, diese Verluste auszuschalten bzw. herabzusetzen, z. B. durch Verkürzung der Hydrolysezeit und durch Zusatz von Reduktionsmitteln wie $SnCl_2$, $TiCl_3$, Harnstoff, durch Arbeiten in Stickstoffatmosphäre oder durch andere Maßnahmen, doch ist uns noch keine Hydrolyseart bekannt, bei der sämtliche AS eines Proteins völlig erhalten bleiben.

Aus diesem Grunde wurde die *Bestimmung der AS nach Eiweißfällung nur in der löslichen Fraktion* vorgenommen, denn gerade die lösliche Fraktion und ihre Vermehrung durch den biologischen Eiweißabbau in den Blättern spiegelt ja am besten etwaige Veränderungen und Verschiebungen im AS-Gehalt während dieses Vorganges wieder, ohne daß eine Hydrolyse notwendig wäre. Darüber hinaus lassen sich die Vorgänge noch genauer erfassen, wenn man die Eiweißmengen berücksichtigt, die während der Lagerung abgebaut worden sind. Der AS-Gehalt der Eiweißfraktion der hier gewählten Materialien ist bekannt [25], und so läßt sich aus der Abnahme des Eiweißgehaltes die Menge der AS errechnen, die in der löslichen Fraktion erscheinen müßte. Die Differenz zu den tatsächlich gefundenen Mengen gibt dann Auskunft über die Veränderungen, also über einen etwaigen *Abbau einzelner AS, und ihren Verlust*, den die Pflanzen bei langem, feuchtem Liegen erleiden.

Dieses Vorgehen beruht auf der Voraussetzung, daß das Verhältnis der Bausteine im Eiweißmolekül unabhängig von der absoluten Proteinmenge und den jeweiligen Umweltfaktoren stets das gleiche bleibt. Für eine solche definierte Zusammensetzung eines Proteins sprechen zahlreiche Untersuchungsergebnisse: LUGG [29] fand in 36 Fällen Beziehungen zwischen dem Gesamtamino-N und dem N der S-haltigen AS. TURBA [30] untersuchte die Proteinsynthese in Hefezellen: Diese findet erst dann statt, wenn alle für die Zusammensetzung des betreffenden Proteins benötigten AS synthetisiert und fertig vorliegen. CAMPBELL [31] vermutet in jedem „Zelltyp einen enzymatischen Mechanismuus zur exakten Kontrolle der AS-Zusammensetzung und -Folge", so daß auf diese Weise eine spezifische Zusammensetzung der Eiweiße gewährleistet ist.

Allerdings ist zu berücksichtigen, daß es sich in unserem Pflanzenmaterial nicht nur um solche reinen Eiweiße handelt, daß zumindest Kern-, Chloroplasten- und Cytoplasmaeiweiß unterschieden werden müßten. Das erste kann hier, da es mengenmäßig zurücktritt [32, 33] und kaum dem biologischen Abbau unterliegen wird [38], vernachlässigt werden. Über den Abbauvorgang der beiden anderen Proteine liegen Untersuchungsergebnisse z B. von WOOD [34] vor, der fand, daß häufig beide Eiweiße im gleichen Grade abbauen, andererseits erwies sich aber auch mitunter das Chloroplasteneiweiß als das labilere, das sich bei Photosynthese schneller vermehrte und bei Atmung schneller verminderte als das Cytoplasmaeiweiß (ANDREEVA, Versuch mit N [15, 35]). Da aber beide Proteine praktisch die gleiche Bausteinzusammensetzung haben [5, 36, 37], kann eine verschieden rasche Hydrolyse auf das Verhältnis der AS in der löslichen Fraktion keinen Einfluß haben, so daß die oben angeführte Berechnungsmethode demnach gerechtfertigt ist.

Die Aufarbeitung des Materials erfolgte, wie oben erwähnt, über eine Eiweißfällung. Um im Filtrat die AS papierchromatographisch zu bestimmen, wurde ein Säurezusatz vermieden und die *Eiweißfällung durch bloße Hitzekoagulation* [38] vorgenommen.

Vorversuche ergaben wiederum, daß dieses Vorgehen gerechtfertigt ist und die auf diese Weise gewonnenen Werte für den löslichen und für den Eiweiß-N praktisch mit denen der Trichloressigsäure-Fällung übereinstimmen. 1 g Trockensubstanz im Mörser fein zerrieben, wird über Nacht im Eisschrank mit etwas Wasser eingequollen, dann zur Koagulation des Eiweißes 4 Minuten lang im Wasserbad bei 80—82° gehalten, abgesaugt und mit wenig Wasser nachgewaschen, um die restlichen Spuren von löslichem N zu erfassen. Das Filtrat, auf 20 ccm aufgefüllt, diente zur Bestimmung des Stickstoffs und der AS.

Von den AS wurden Lysin und Arginin *papierchromatographisch* bestimmt. Eine gute Trennung der basischen von den übrigen AS konnte auf Carboxylpapier *) erzielt werden. Die Zellulose enthält Carboxylgruppen, damit wird das saure Papier zum Ionenaustauscher. Bei Verwendung von Wasser als Lösungsmittel wandern die neutralen und sauren AS mit der H_2O-Front, haben also R_F-Werte von 1, während die basischen AS Salze bilden und am Startpunkt zurückbleiben. Benutzt man statt des Wassers eine Pufferlösung, so kann, bei gleichbleibendem Verhalten der übrigen AS, eine Auftrennung der basischen AS unter sich erreicht werden, welche in Abhängigkeit von ihrem isoelektrischen Punkt in verschiedener Entfernung von der Ausgangslinie festgehalten werden. Dabei zeigt Histidin als schwächste basische AS (IEP bei 7,59) den größten, Lysin (IEP bei 9,74) den mittleren und Arginin (IEP bei 10,79) den kleinsten R_F-Wert [39] Nach Vorversuchen mit einigen Carboxylpapiersorten, verschiedenen Pufferlösungen und variierten pH-Werten war auf Na-Carboxylpapier mit einer Pufferlösung aus einem Gemisch von primärem und sekundärem Na-Phosphat bei pH 8 der beste Trennungseffekt zu erzielen. Es wurde mit aufsteigender Chromatographie gearbeitet. Die quantitative Auswertung erfolgte dann durch visuellen Vergleich der in verschiedenen Konzentrationen aufgebrachten Substanzlösungen mit entsprechenden Standardlösungen, die auf dem gleichen Chromatogramm mitlaufen. Der Versuch wurde stets in mehrfacher Wiederholung durchgeführt **).

Substanzlösungen und entsprechend abgestufte Standardlösungen wurden auf einer 2 cm vom Rande entfernten Startlinie in Abständen von 2 cm nebeneinander aufgetragen und mit dem Fön eingetrocknet. Der senkrecht zur Startlinie eingerollte Bogen wurde in die Pufferlösung eingestellt und in lösungsmittelgesättigter Atmosphäre unter einer abgeschlossenen, mit Filtrierpapierstreifen ausgekleideten Glasglocke 2—3 Stunden bis zu einer Steighöhe von ca. 20 cm chromatographiert. Das fertige Chromatogramm wurde bei 60° im Trockenschrank vom Lösungsmittel befreit, mit 0,5%igem Ninhydrin in H_2O-gesättigtem Butanol besprüht und $^1/_4$ Stunde bei 80° entwickelt. 24 Stunden später, wenn die Farbwerte ihr Maximum erreicht haben, konnte dann der Vergleich mit der auf dem gleichen Bogen befindlichen, also völlig analog behandelten Standardreihe vorgenommen werden. Nach Besprühen mit dem Cu-Reagenz (nach BODE [40]) zur Stabilisierung der Ninhydrinfärbung wurde der Vergleich an den nun rot gefärbten Cu-Komplexen zur Kontrolle wiederholt.

*) Das Carboxylpapier wurde uns in dankenswerter Weise von der Zellstoff-Fabrik Waldhof/Mannheim zur Verfügung gestellt.

**) Hierbei muß mit einer Fehlergrenze bis etwa 15% gerechnet werden.

Zur weiteren Sicherung der Ergebnisse diente eine 2. Bestimmung von Arginin auf anderem Wege: Ein aliquoter Teil des Eiweiß-Filtrates (0,1 cm^3, entsprechend etwa 5—10γ) wurde mittels Papier-Elektrophorese nach WIELAND [41] bei 110 V und wenigen mA in saure, neutrale und basische Komponenten zerlegt. Im Eluat der basischen konnte dann die kolorimetrische Argininbestimmung nach SAKAGUSCHI [42] vorgenommen werden. Die beim Kolorimetrieren störenden Farbstoffe wandern bei der elektrophoretischen Abtrennung zur Anode, und ebenso tritt der Einfluß reduzierender Stoffe in den Pflanzenextrakten zurück, der die Hypobromit-Reaktion mit einer erheblichen Unsicherheit belastet. Tabelle 2 zeigt, daß die Zahlen mit denen übereinstimmen, die nach der papierchromatographischen Methode ermittelt wurden und daß zugegebenes Arginin quantitativ wiedergefunden wurde.

Tabelle 2. *Arginin-Gehalt verschiedener Pflanzen im löslichen Anteil nach der Eiweißfällung, einmal papierchromatographisch (a) und zum anderen nach elektrophoretischer Trennung mit der Sakaguschi-Reaktion (b) bestimmt. In mg/g Tr.-S.* [1]).

Methode	Vorbehandlung der Pflanze	Luzerne	Klee	Gerste	Tabak
a	frisch	0,7	0,35	0,35	0,7
b	frisch	0,7 5,75[2])	0.35	0,5	0,6
a	gelagert	1,6	1,1	1,2	1,9
b	gelagert	1,7 6,72[2])	0,9	1,4	1,5

[1]) Die Zahlen der gelagerten Pflanzen sind in dieser Tabelle und allen weiteren umgerechnet und auf die gleiche Ausgangsmenge bezogen worden, um einen direkten Vergleich zwischen frischem und abgebautem Material zu gestatten.

[2]) Nach Zugabe von 5 mg Arginin zur Ausgangssubstanz.

Der *Tryptophan*-Gehalt wurde nach ROTH [43] mittels der Xanthoprotein-Reaktion bestimmt.

Bei Behandlung mit Salpeter-Schwefelsäure im kochenden Wasserbad werden die allgemein in Pflanzenextrakten enthaltenen Farbstoffe, die bei anderen kolorimetrischen Verfahren den Vergleich stören, ebenso wie der von Tyrosin gebildete Farbstoff zerstört, während das gelbe Nitrierungsprodukt von Tryptophan kolorimetrisch im Pulfrich-Photometer bestimmt wurde. Die Zuverlässigkeit der Methode geht daraus hervor, daß eine Zugabe von Zucker bzw. Zellulose zu reinen Tryptophanlösungen praktisch keinen Einfluß auf die Extinktionswerte hatte, während zugegebenes Tryptophan restlos wiedergefunden wurde.

Chlorophyll wurde im Aceton-Rohextrakt mit Hilfe des Rotfilters S 66 im Pulfrich-Photometer gegenüber einer Standardlösung aus reinem Chlorophyll bestimmt.

Ergebnisse

Die Tabelle 3 gibt zunächst die Veränderungen an Trockenmasse und an den Stickstoff-Fraktionen während der Lagerung wieder, aus denen der Grad des Abbaus der einzelnen Pflanzen erkannt werden kann. Die Werte des gelagerten Materials beziehen sich wieder auf die gleiche Ausgangsmenge, in ihnen ist also der Trockensubstanzverlust während der Lagerung bereits berücksichtigt worden, damit ein direkter Vergleich mit den Werten vor der Lagerung möglich ist.

Tabelle 3

Bestimmung	Behandlung	Luzerne	Klee	Gerste	Tabak
Trock. Subst. g	vor Lagerung	21,0	23,0	14,2	4,55
„ „ „	nach „	19,5	21,5	12,5	4,4
„ „ Verlust	durch „	7%	6%	12%	3%
Ges. N. mg/g Tr. S.	vor Lagerung	27,6	27,5	21,9	39,1
Eiw.-N mg/g Tr. S.	vor Lagerung	17,6	20,4	15,0	25,2
„ „ „	nach „	10,6	17,2	7,9	21,8
Eiw. Verlust	durch „	40%	16%	47%	14%
Lösl. N mg/g Tr. S.	vor Lagerung	10,0	7,1	6,9	13,9
„ „ „	nach „	15,6	9,9	13,6	17,7
Zunahme	durch „	56%	39%	97%	27%
Chlorophyll mg/gTr.S.	vor Lagerung	8,2	6,7	9,1	13,8
„ „ „	nach „	2,4	5,5	2,6	8,9
Chlorophyll Verlust	durch „	70%	12%	71%	35%

Aus den Zahlen ist ersichtlich, daß Gerste und Luzerne den weitestgehenden Abbau von den geprüften Materialien erlitten haben. Das ging auch schon aus der Farbe hervor, da zwischen Chlorophyll- und Eiweiß-Gehalt enge Beziehungen während des Abbaus bestehen ([26, 34]), wie sie auch an den vorliegenden Pflanzen wieder bestätigt werden konnten (Tab. 3). Besonders die Gerstenblätter waren fast durchweg gelb, während Klee und Tabak die geringsten Veränderungen aufwiesen.

Die hier nun in erster Linie interessierenden Veränderungen im Gehalt an den drei untersuchten AS gehen aus Tab. 4 hervor.

Tabelle 4. *Der Gehalt an Lysin, Arginin und Tryptophan verschiedener Pflanzene im lösl. Anteil nach Eiweißfällung in mg/g Trockensubstanz, a) frisch, b) gelagert*

	Luzerne		Klee		Gerste		Tabak	
	a	b	a	b	a	b	a	b
Lysin	1,1	1,2	0,5	0,7	0,7	1,1	1,2	1,3
Arginin	0,7	1,7	0,35	1,1	0,4	1,2	0,7	1,9
Tryptophan	0,9	1,7	0,7	1,1	0,5	1,2	1,4	2,4

Ein erster flüchtiger Überblick läßt erkennen, daß der Gehalt in den gelagerten Pflanzen höher geworden ist, daß also durch den Eiweißabbau Bausteine frei geworden sind, die im löslichen Anteil erscheinen. Die Vermehrung ist aber recht unterschiedlich. Während Tryptophan und Arginin sehr stark, im Durchschnitt auf das Dreifache, vermehrt sind, ist die Zunahme von Lysin in allen untersuchten Pflanzen sehr viel geringer. Mitunter, wie bei Luzerne und Tabak, liegen beide Werte, des frischen und gelagerten Materials, innerhalb der Fehlergrenze beieinander, so daß die Lysinmenge trotz des Abbaus der Blätter praktisch in der löslichen Fraktion nicht zugenommen hat. Der Schluß liegt natürlich nahe, daß Lysin während der Lagerung selbst abgebaut wird und verschwindet, also labiler ist als beispielsweise die anderen beiden AS.

Eine genauere Formulierung lassen allerdings die Zahlen der Tabelle 4 noch nicht zu, da ja die Veränderungen der löslichen Fraktion nicht nur durch einen etwaigen Abbau und Verlust der AS verursacht werden, sondern auch noch von der jeweiligen Art des Pflanzeneiweißes und seinem unterschiedlichen prozentualen Anteil an einzelnen AS abhängen. Erst die Kenntnis der Eiweißzusammensetzung und der Menge an den einzelnen AS, die im Eiweiß gebunden sind und beim Abbau frei werden müßten, ließe eine Errechnung der Bilanz jeder einzelnen AS zu. Nun ist zwar der AS-Gehalt im Eiweiß wegen der Unsicherheit einer Hydrolyse nicht ermittelt worden. Dennoch kann ein Einblick in die Bilanz der AS gewonnen werden, wenn die in der Literatur angegebenen Zahlenwerte für den Gehalt spezifischer Eiweiße an AS benutzt werden, mit dem Vorbehalt, der vorn im methodischen Teil erwähnt worden ist.

Nach BLOCK ([25], Seite 98 und 173) enthält Luzerne-Eiweiß etwa 4 mg Lysin, 3,7 mg Arginin und 2,3 mg. Tryptophan auf 16 mg N. Legt man diese Werte und den von uns ermittelten Eiweißgehalt zugrunde (Tab. 3), so ergibt sich für Luzerne (1 g Ausgangstrockensubstanz) folgende Bilanz:

	N-Fraktion	vor Lagerung	nach Lagerung	Verlust
Lysin	Eiweiß löslich Gesamt	17,6 mg N[1]) = 4,4 mg Lys.[3]) 1,1 „ „ [2]) 5,5 „ „	10,6 mg N[1]) = 2,6 mg Lys.[3]) 1,2 „ „ [2]) 3,8 „ „	31%
Arginin	Eiweiß löslich Gesamt	17,6 mg N[1]) = 4,0 mg Arg. 0,7 „ „ [2]) 4,7 „ „	10,6 mg N[1]) = 2,4 mg Arg. 1,7 „ „ [2]) 4,1 „ „	13%
Tryptophan	Eiweiß löslich Gesamt	17,6 mg N[1]) = 2,5 mg Trypt. 0,9 „ „ [2]) 3,4 „ „	10,6 mg N[1]) = 1,5 mg Trypt. 1,7 „ „ [2]) 3,2 „ „	6%

[1]) von uns ermittelt, vgl. Tab. 3.
[2]) von uns ermittelt, vgl. Tab. 4.
[3]) nach BLOCK.

Die drei AS verhalten sich also im Verlauf des Abbauprozesses nicht gleichsinnig: Während Tryptophan in dem gelagerten Material fast in der gleichen Menge wie im Ausgangsmaterial wiedergefunden worden ist und sein Gehalt nur um wenige Prozente abgenommen hat, beträgt der Verlust an Arginin schon 13%; und vom Lysin sind sogar rd. 30% nicht wiedergefunden worden. Selbstverständlich haftet diesen Zahlenreihen eine gewisse Unsicherheit an wegen der Fehlergrenze der Methode und weil die von BLOCK angegebenen Zahlen nur als Richtschnur aufgefaßt werden können, wobei allerdings zu berücksichtigen ist, daß eine verhältnismäßig weitgehende Änderung der Zahlen BLOCKs sich nur in geringem Umfang auf die hier interessierenden Prozentzahlen auswirkt. Die Tendenz, die aus den Zahlen hervorgeht, ist zweifellos gesichert.

Werden nun auch für die anderen Pflanzen die Durchschnittszahlen BLOCKs zugrunde gelegt (für Klee-Protein 4,7% Lysin, 6,8% Arginin, 2,1% Tryptophan, für Gersten-Protein 2,4% Lysin, 4,5% Arginin, 2,4% Tryptophan und für Tabak-Protein 2,7% Tryptophan (Lysin- und Arginin-Gehalt von Tabakblattprotein sind nicht bekannt), so ergibt sich von dem gesamten Untersuchungsmaterial ein Bild, wie es die Tabelle 5 zeigt.

Tabelle 5. *Prozentualer Verlust an AS nach 4-tägiger Lagerung der Pflanzen*

	Luzerne	Klee	Gerste	Tabak
Lysin	31	12	23	*)
Arginin	13	8	25	*)
Tryptophan	6	6	8	7

*) Über den Lysin- und Argeningehalt von Tabak-Eiweiß liegen keine Zahlen vor.

Auch bei Berücksichtigung aller der erwähnten Unsicherheiten, die den Zahlen der Tabelle 5 anhaften, lassen sie doch deutlich Gesetzmäßigkeiten erkennen: Alle untersuchten AS haben einen Verlust an Substanz erlitten, und das Ausmaß dieses Verlustes richtet sich zunächst ganz allgemein — wie sich ja auch erwarten läßt — nach der Intensität des Eiweißabbaus und dem Vergilbungsgrad: Dem hohen Eiweißverlust von Gerste und Luzerne entspricht der ebenfalls hohe Verlust von Lysin und Arginin gegenüber den weitaus geringeren Abbauerscheinungen bei Klee und Tabak mit der ebenfalls geringeren Abnahme dieser beiden AS. Der Tryptophangehalt wird nicht durch diese Veränderungen beeinflußt. Unabhängig vom Grade des Abbaus jedoch besteht im Verhalten der drei AS ein grundsätzlicher Unterschied bei einem Vergleich untereinander. Während in allen Fällen die Menge an Tryptophan durch die Lagerung nur in geringem Umfang abnimmt, wird der Gehalt an Lysin sehr viel stärker, mitunter recht beträchtlich verringert. Arginin nimmt zwischen beiden eine Mittelstellung ein.

Ähnliches haben auch WOOD und CRUICKSHANK [34] an hungernden Blättern von Hafer und Kikujugras gefunden: Es nahmen in einer den von uns gefundenen Werten entsprechenden Reihenfolge ab: Cystin, Glutaminsäure, Arginin, Tyrosin und Tryptophan. In analoger Versuchsanstellung konnte MOTHES [19] an Koniferensämlingen eine Abnahme von Basen-N nachweisen.

Es besteht demnach kein Zweifel daran, daß die einzelnen AS im freien Zustande unterschiedlich labil sind und bei oder nach der Proteolyse in mehr oder weniger starkem Maße der Zerstörung oder Weiterverarbeitung anheim fallen. Bei einem längeren Lagern abgeschnittener Pflanzen, wie es beispielsweise je nach den Lagerungsbedingungen und dem Wetter bei der Heuwerbung auf dem Felde der Fall ist, und auch bei jeder anderen physiologischen Umstellung, die einen Eiweißabbau hervorruft, ist demnach mit einem Verlust an lebensnotwendigen AS und einer Minderung der biologischen Wertigkeit zu rechnen. Gerade Lysin und auch Arginin werden von einem solchen Abbau bevorzugt erfaßt; ihnen ist demnach in solchem Falle besondere Beachtung zu schenken.

Zusammenfassung

Oberirdische grüne Organe von Luzerne, Rotklee, Sommergerste und Tabak wurden durch dunkle und feuchte Lagerung einem biologischen Abbau unterworfen, so wie er bei jeder Heuwerbung je nach den Lagerungsbedingungen und dem Wetter in mehr oder weniger großem Ausmaß abläuft. Dabei wurden die Veränderungen untersucht, die drei der lebenswichtigen Aminosäuren, nämlich Lysin, Arginin und Trpytophan, erleiden. Lysin und Arginin wurden papierchromatographisch mit Hilfe von Carboxylpapier, letzteres auch noch kolorimetrisch, Tryptophan nur kolorimetrisch bestimmt.

Es zeigte sich, daß sich nach Eiweißfällung in der löslichen Fraktion der gelagerten Pflanzenteile, in Abhängigkeit von der Intensität des Eiweißabbaues, alle drei untersuchten Aminosäuren anreicherten, aber nicht in dem Maße, wie es nach dem Ausmaß der Proteolyse und der daraus errechneten Menge an freigegebenen Aminosäuren zu erwarten gewesen wäre. Während in allen Fällen die Menge an Tryptophan durch die Lagerung nur in geringem Umfang abnahm, wurde der Gehalt an Arginin stärker verringert, während Lysin den höchsten, mitunter recht beträchtlichen Verlust erlitt. Bei der Verwendung solchen längere Zeit gelagerten Materials als Futtermittel ist demnach mit einer Verminderung seines biologischen Wertes durch den Verlust gerade dieser beiden Aminosäuren Lysin und Arginin zu rechnen.

Literaturverzeichnis

1) ALISON, J. B.: Biological Evaluation of Protein. Adv. Prot. Chem. Bd. 5 (49) S. 155.

2 WUSSOW, W., WENIGER, J. H., SCHUMM, H. R.: Die Wirkung einer APF-Beigabe auf Futterverwertung und Schlachtleistung bei Schweinen. Archiv für Tierernährung, Bd. 3 (53) S. 223.

3 DREYER, H.: Untersuchungen über den Einfluß von Vitamin B_{12} und APF auf den Eiweißstoffwechsel. Archiv für Tierernährung, Bd. 3 (53) S. 240.

4 BLOCK, R. J.: Adv. Prot. Chemistry, Bd. 2 (45) 119.

5 BONNER, J.: Plant Biochemistry, Academic Press Inc. New York (50).

6 NEHRING, K.: Lehrbuch Tierernährung und Futtermittelkunde, Neumann-Verlag Radebeul und Berlin.

7 ALMQUIST, H. J.: Nutrition. Annual Review of Biochemistry, Bd. 20 (51), S. 305.

8 PETERSEN: Leistungsfütterung des Zuchtbullen. Die Deutsche Landwirtschaft, Bd. 3 (49) S. 155.

9 PRITHAM, G. H.: Protein Metabolism. Agricultural Chemistry New York (50).

10 KLIGLER, D. J.: Nutrition. Bd. 41 (50) S. 215.

11 ALEXANDER, P., HUDSON, R. F., FOX, M. J.: Nutrition. Bd. 48 (52) S. 149.

12 KEMMERER, A. R., ACOSTA, R.: The essentiel amino acid content of several vegetables J. Nutrition. Bd. 38 (49) S. 527.

13 BLOCK, R. J..: Archiv Biochem., Bd. 10 (46) S. 295.

14 MANGOLD. E.: Das Eiweiß in der Geflügelernährung. Akademie-Verlag Berlin (51).

15 FREY-WYSSLING, A.: Submikrosk. Morphologie of Protoplasm Amsterdam (53).

16 FELIX, K., FISCHER, H., KREKELS, A., MOHR, R.: Nucleoprotamin I. Z. f. physiologische Chemie, Bd. 287 (51) S. 224.

17 FELIX, K., KREKELS, A.: Nucleoprotamin V. Z. f. physiologische Chemie, Bd. 293 (53) S. 284.

18 VICKERY, H. B., BLOCK, R. J.: The Basic Amino Acids of Wool. J. biol. Chem. Bd. 86 (30) S. 107.

[19] MOTHES, K.: Physiologische Untersuchungen über das Asparagin und das Arginin in Koniferen. Planta Bd. 7 (29) S. 585.

[20] VENDRELY, R.: Sur la teneur comparée en arginin et en acide désoxyribonucléique des noyaux d'érythrocytes de quelques espèces des Poissons. Nach Ber. wiss. Biologie Bd. 88 (54) S. 40.

[21] LUGG, J. W. H.: Plant Proteins. Adv. Prot. Chem. Bd. 5 (49) S. 229.

[22] ACKERMANN, D., BLIX, G., FELIX, K., GRASSMANN, W., SCHNEIDER, F., TRUPKE, J.: Eiweißstoffe und ihre Abbaustufen. Physiologische Chemie, Die Stoffe (51) S. 541.

[23] BUTENANDT, A.: Über den Stoffwechsel des Tryptophans. Angew. Chem. Bd. 65 (53) S. 519.

[24] WALDSCHMIDT-LEITZ, E.: Chemie der Eiweißkörper. Verlag Enke, Stuttgart 1950.

[25] BLOCK, R. J. und BOLLING, D.: The Amino Acid Composition of Proteins and Foods. Thomas-Verlag (51).

[26] MICHAEL, G.: Über die Beziehungen zwischen Chlorophyll- und Eiweißabbau im vergilbenden Laubblatt. Z. Botanik, Bd. 29 (35) S. 385.

[27] WIELAND, TH.: Die Trennung und Bestimmung der natürlichen Aminosäuren. Fortschr. d. chem. Forschung, Bd. 1 (49/50) S. 215.

[28] MOHAMMAD, A., FRAENKEL-CONRAT, H., OLCOTT, H. S.: Archiv Biochem. Bd. 24 (49) S. 157.

[29] LUGG, J. W. H.: Biochem. J. Bd. 32 (38) S. 2123.

[30] TURBA, F., ESSER, H.: Protein-Synthese in Hefezellen. Angew. Chem. Bd. 65 (53) S. 256.

[31] CAMPBELL, P. N., WORK, T. S.: Biosynthesis of Proteins. Nature. Bd. 171 (53) S. 997.

[32] MENKE, W.: Untersuchung der einzelnen Zellorgane in Spinatblättern auf Grund präparativ-chemischer Methodik. Z. Botanik, Bd. 32 (38) S. 273.

[33] CHIBNALL, A. C.: Protein Metabolism in the Plant. Yale University Press 1939.

[34] WOOD, J. G., CRUICKSHANK, D. H.: Metabolism of Starving Leaves. Austr. J. of Exp. Biol. Med. Sci., Bd. 22 (44) S. 111.

[35] ANDREEVA, T. F., PLYSEVSKAJA, E. G.: Untersuchung der Eiweißbildung bei der Photosynthese unter Anwendung von N^{15}. Nach: Ber. wiss. Biol. Bd. 87 (54) S. 47.

[36] TIMM, E.: Vergleichende Untersuchungen der Proteine in den Chloroplasten und im Cytoplasma des Spinatblattes. Z. Botanik Bd. 38 (42) S. 1.

[37] YEMM, E. W., FOLKES, B. F.: The cytoplasmic and chloroplastic proteins of barley. Biochem. J. Bd. 49 (51) S. 26.

[38] MICHAEL, G.: Stoffliche Veränderungen grüner Blätter beim Lagern, ein Beitrag zur Qualitätsforschung Bd. 4 (41) S. 372.

[39] WIELAND, TH.: Chromatographie an Carboxylpapier. Angew. Chem. Bd. 64 (52) S. 478.

[40] BODE, H., HÜBENER, H., BRÜCKNER, H., HOERES, K.: Eine einfache quantitative Bestimmungsmethode von Aminosäuren in Papierchromatogrammen. D. Naturwissenschaften, Bd. 39 (52) S. 524.

[41] WIELAND, TH.: Über Elektrophorose auf Filtrierpapier. Die Naturwissenschaften Bd. 35 (48) S. 29.

[42] SAKAGUSCHI, S.: Über eine neue Farbenreaktion von Protein und Arginin. J. Biochem. (Japan), Bd. 5 (25) S. 25.

[43] ROTH, H.: Die Bestimmung des freien und gebundenen Tryptophans in Pflanzen. Angew. Chem. Bd. 52 (39) S. 149.

Eingegangen am 10. 12. 54

Aus dem Institut für Tierernährungslehre der Humboldt-Universität Berlin
(ehem. Direktor: Prof. Dr. E. MANGOLD)

G. BEHM

Über den Einfluß der Futtermenge auf die Menge des Darmverlust-Stickstoffs

In seinen Arbeiten zur Methodik der Bestimmung der biologischen Eiweißwertigkeit weist COLUMBUS [2, 3, 4, 5] besonders darauf hin, daß es in Versuchen mit N-freier Diät für den normalen Ablauf aller Lebensfunktionen des tierischen Organismus von entscheidender Wichtigkeit ist, den Versuchstieren während der Dauer solcher Versuche genügend N-freie Nährstoffe in Verbindung mit den erforderlichen Wirkstoffen zu verabreichen, um ihren Energiebedarf in voller Höhe zu decken. Wenn man diese Bedingungen außer Acht läßt, so setzt man sich der Möglichkeit erheblicher Fehlerquellen aus, die in dem Augenblick merklich ins Gewicht fallen, wo die Versuchstiere zur Dekkung ihres täglichen Energiebedarfes eigene Körperproteine heranziehen müssen. Die Schlacken dieses abgebauten Körpereiweißes werden dann bei der N-Bestimmung des Harns miterfaßt und die Fraktion des endogenen Harn-Stickstoffs erfährt eine Steigerung, die es nicht mehr berechtigt erscheinen läßt, die Addition von endogenem Harn-Stickstoff und DVN als minimalen Eiweiß- oder Stickstofferhaltungsbedarf zu bezeichnen.

Von dieser Erkenntnis ausgehend, setzt COLUMBUS bei seinen Versuchen den Tieren immer so viel N-freies Futter vor, daß es zur Sättigung vollkommen ausreicht. Auch NEHRING [8] schließt sich z. T. diesem Gedanken an, wenn er betont, daß die von ZIMMERMANN [9] bei Versuchen an ca. 250 g schweren Ratten verabreichte Futtermenge von etwa 7,5 g als zu gering erscheint. Allerdings setzt NEHRING dann bei seinen eigenen Versuchen an Ratten die Futtergabe unabhängig vom Gewicht der Tiere (50—180 g) auf 10 g Trockensubstanz/Tag fest. Nach eigenen Beobachtungen [1] erscheint auch diese Ration noch zu gering bemessen, da 150 g schwere Ratten bereits einen Trockensubstanzverzehr von ca. 17 g N-freiem Futter aufweisen können. Allerdings ist der Futterverzehr weitgehend abhängig vom Rohfasergehalt des Futters, da dieser nach Untersuchungen von MANGOLD und BEHM [7] die Durchgangszeit erheblich beschleunigt und deshalb bald nach erfolgter Fütterung ein erneutes Hungergefühl bei den Tieren aufkommen läßt. Gerade dieser Punkt läßt es angebracht erscheinen, daß sich die Versuchsansteller bei künftigen Versuchen mit N-freiem Futter auf eine einheitliche Zusammenstellung der Versuchsdiät einigen, wie sie beispielsweise von COLUMBUS [3] angegeben wird. Eine andere Möglichkeit zur weitgehenden Vereinheitlichung der Versuche ist die, daß der Rohfasergehalt des

N-freien Futters durch Zusatz von gemahlenem Filtrierpapier dem auf seine biologische Wertigkeit zu prüfenden Material angepaßt und daß ferner das N-freie Futter für die Tiere der verschiedenen Gewichtsgruppen einheitlich dosiert wird.

Mit der vorliegenden Arbeit soll an Hand von 8 Versuchen an Ratten gezeigt werden, in welchem Maße die tägliche DVN-Menge von diesem letztgenannten Faktor abhängt, wie weit also der DVN durch die Futtermenge variiert werden kann.

Eigene Untersuchungen

Für die in der Folge beschriebenen Versuche wurden insgesamt 12 *Albino-Ratten* benutzt, die in *zwei Gruppen zu je 6 Tieren* aufgeteilt wurden. Um den Einfluß der Futtermenge auf den DVN sowohl *bei leichteren (60—110 g)* als auch *bei schwereren Tieren (170—210 g)* zu überprüfen, wurden die Tiere so ausgewählt, daß Nr. 1—6 etwa die Hälfte des Gewichtes der Tiere Nr. 7 bis 12 aufwiesen. Als Versuchskäfige dienten die von COLUMBUS [6] im MANGOLDschen Institut entwickelten Stoffwechselkäfige für Ratten. Tiere und Käfige waren von Herrn Prof. COLUMBUS zur Verfügung gestellt, wofür auch an dieser Stelle gedankt sei.

Das *N-freie Futter* bestand, auf Trockensubstanz berechnet, aus 8% Zucker, 7% Speiseöl, 4% eines Mineralstoffgemisches, 80% Kartoffelstärke und 1% gemahlenem Filtrierpapier. In einigen Versuchen war die Futtermenge so bemessen, daß sie zur Sättigung ausreichte, während in den übrigen Versuchen die stark reduzierten Rationen als ausgesprochene Hungerrationen bezeichnet werden können. Die Vorversuchszeit dauerte in allen Versuchen 4 Tage, während sich die Hauptversuchszeit zum Ausgleich der erheblichen täglichen Schwankungen auf 6 Tage erstreckte (NEHRING [8]). Der angefallene Kot wurde täglich gesammelt, getrocknet, gewogen und nach der Kjeldahl-Methode auf N-Gehalt analysiert. In den folgenden Tabellen ist der tägliche Verzehr der Tiere und ihre N-Ausscheidung im Kot (DVN) angegeben.

Tabelle 1

Ratte Nr. / Gewicht g	1 68,08		2 64,00		3 65,70		4 68,88		5 61,00		6 62,26	
	Fu g	DVN mg	Fu g	DVN mg	Fu g	DVN mg	Fu g	DVN mg	Fu g	DVN mg	Fu g	DVN mg
1. Tag	9,37	15,74	7,87	11,37	9,37	15,01	7,42	11,98	8,33	15,85	7,85	13,16
2. „	9,37	24,74	6,67	12,32	7,55	15,29	7,17	10,32	7,02	14,87	5,82	14,70
3. „	9,35	17,97	6,57	14,44	7,30	19,76	5,65	22,68	6,74	13,77	6,38	13,27
4. „	8,47	16,35	5,97	14,00	7,27	17,19	6,42	12,54	6,72	14,22	5,32	10,64
5. „	7,10	13,04	5,30	11,25	5,95	15,68	5,35	12,26	5,70	14,67	5,70	15,73
6. „	5,92	12,48	5,32	12,99	5,14	14,11	5,91	12,04	4,57	9,96	6,12	15,56
Ø	8,26	16,72	6,28	12,72	7,10	16,17	6,22	13,64	6,51	13,89	6,20	13,84

Ø Futter *6,78 g*
DVN *14,50 mg*

Im 1. Versuch (Tab. 1) wurde den Tieren (Nr. 1—6) das Futter zur Aufnahme ad libitum angeboten. Dabei fällt auf, daß einige der Tiere der Gewichtsgruppe 60—70 g z. T. bereits 9,37 g Trockensubstanz aufnahmen!

Der durchschnittliche tägliche Verzehr aller Tiere an den 6 Tagen beträgt 6,78 g und liegt damit um 3,22 g niedriger als in den Versuchen von NEHRING. Demzufolge erreicht auch der DVN mit 14,50 mg im Durchschnitt nicht den Wert, wie NEHRING ihn für die Gewichtsgruppe 60—70 g mit 22,0 mg bei einem Verzehr von 10 g/Tier/Tag angibt. Allerdings konnte ich in keinem meiner Versuche mit Tieren der Gewichtsgruppe 50—70 g einen Verzehr von 10 g erreichen, wie NEHRING es angibt. Auch COLUMBUS [3] konnte in seinen Versuchen, in denen N-freies Futter ad libitum verabfolgt wurde, eine derart hohe Trockensubstanzaufnahme nicht beobachten und fand bei Tieren mit 50—60 g Gewicht einen Verzehr von 6 g, was meinem Befund entspricht. Für den Verzehr von 6,78 g Trockensubstanz in meinem Versuch (Tab. 1) ist z. T. die Tatsache verantwortlich, daß meine Versuche sich über 6 Tage erstreckten, und die Freßlust der Tiere vor allen Dingen in den letzten beiden Tagen erheblich nachließ.

Im zweiten Versuch (Tab. 2) wurde die Futterration im Durchschnitt auf 4,68 g/Tag festgesetzt und restlos von allen Tieren verzehrt. Der DVN sank von 14,50 mg auf 9,08 mg, also um 5,42 mg ab. Die Ursache hierfür ist allein in der mangelnden Fütterung zu suchen, da die Tiere entsprechend ihrem gegenüber dem ersten Versuch jetzt höheren Gewicht nach den Untersuchungen von NEHRING [8] und COLUMBUS [3] mit höheren DVN-Daten hätten reagieren müssen.

Tabelle 2

Ratte Nr. 1 Gewicht g 93,22			2 89,10		3 86,22		4 92,24		5 82,13		6 81,87	
	Fu g	DVN mg	Fu g	DVN mg	Fu g	DVN mg	Fu g	DVN mg	Fu g	DVN mg	Fu g	DVN mg
1. Tag	4,68	10,41	4,68	10,52	4,68	7,00	4,68	6,60	4,68	7,05	4,68	8,40
2. „	4,68	7,44	4,68	8,40	4,68	7,72	4,68	8,96	4,68	8,28	4,68	9,72
3. „	4,67	6,44	4,67	12,04	4,67	9,52	4,67	10,08	4,67	7,11	4,67	7,44
4. „	4,68	14,28	4,68	7,56	4,68	10,64	4,68	7,50	4,68	10,41	4,68	13,16
5. „	4,72	14,00	4,72	8,96	4,72	16,01	4,72	10,52	4,72	6,88	4,72	11,20
6. „	4,71	6,55	4,71	9,91	4,71	2,96	4,71	3,02	4,71	8,40	4,71	11,64
∅	4,69	9,85	4,69	9,57	4,69	8,98	4,69	7,78	4,69	8,02	4,69	10,26

∅ Futter *4,69 g*
DVN *9,08 mg*

NEHRING fand bei Ratten mit einem durchschnittlichen Gewicht von 80—90 g täglich 22,8 mg DVN und COLUMBUS sogar 26,3 mg. Auch hier zeigt sich schon eine zwar nur kleine Differenz, die aber trotzdem auf unterschiedliche Futtermengen zurückgeführt werden kann, da COLUMBUS 12,5 g und NEHRING nur 10 g N-freie Diät/Tier/Tag verfütterten.

Die nächsten beiden Versuche (Tab. 3 u. 4) bestätigen die Ergebnisse der ersten beiden Versuche, indem auch aus ihnen hervorgeht, daß unzulängliche Fütterung ein beträchtliches Absinken des DVN verursacht.

Tabelle 3

Ratte Nr. 1 Gewicht g 103,31		2 105,00		3 101,70		4 109,30		5 95,80		6 96,20		
	Fu g	DVN mg	Fu g	DVN mg	Fu g	DVN mg	Fu g	DVN mg	Fu g	DVN mg	Fu g	DVN mg
1. Tag	7,69	20,16	7,69	8,28	7,69	19,88	7,69	17,30	7,69	21,16	7,69	18,14
2. „	7,69	15,23	7,69	12,99	7,69	15,62	7,69	17,52	7,69	25,31	7,69	16,57
3. „	7,70	12,20	7,70	18,48	7,70	14,56	7,70	17,92	7,70	16,46	7,70	31,47
4. „	7,68	18,48	7,68	17,36	7,68	14,80	7,68	19,60	7,68	18,76	7,68	17,36
5. „	7,69	14,50	7,69	12,65	7,69	15,12	7,69	19,76	7,69	13,72	7,69	12,20
6. „	7,69	14,95	7,69	12,65	7,69	16,52	7,69	16,24	7,69	15,40	7,69	13,21
Ø	7,69	15,92	7,69	13,74	7,69	16,08	7,69	18,06	7,69	18,47	7,69	18,16

Ø Futter *7,69 g*
DVN *16,74 mg*

Tabelle 4

Ratte Nr. 1 Gewicht g 113,35		2 114,50		3 110,60		4 115,07		5 104,77		6 105,50		
	Fu g	DVN mg	Fu g	DVN mg	Fu g	DVN mg	Fu g	DVN mg	Fu g	DVN mg	Fu g	DVN mg
1. Tag	2,97	3,41	2,97	4,76	2,97	7,95	2,97	4,48	2,97	1,79	2,97	5,32
2. „	2,96	7,84	2,96	2,52	2,96	4,48	2,96	9,80	2,96	8,51	2,96	4,64
3. „	2,95	7,67	2,95	8,84	2,95	8,68	2,95	8,17	2,95	9,01	2,95	15,12
4. „	2,95	10,80	2,95	8,79	2,95	8,06	2,95	9,74	2,95	9,57	2,95	10,13
5. „	2,93	6,49	2,93	2,52	2,93	5,26	2,93	10,36	2,93	15,06	2,93	8,56
6. „	2,94	11,03	2,94	—	2,94	—	2,94	8,40	2,94	9,01	2,94	8,73
Ø	2,95	7,87	2,95	5,49	2,95	6,89	2,95	8,49	2,95	8,83	2,95	8,75

Ø Futter *2,95 g*
DVN *7,72 mg*

Im dritten Versuch (Tab. 3) war bei einem Tiergewicht von ca. 100 g die durchschnittliche Trockensubstanzaufnahme 7,69 g und entsprach damit der von ZIMMERMANN [8], allerdings an 250 g schweren Tieren verfütterten Ration. Mit dieser Futtermenge konnte der Futterbedarf der Tiere nicht restlos gedeckt werden, was aus ihrer ständigen Unruhe während des Versuches sowie aus dem schnellen und restlosen Verzehren des Futters nach erfolgter Fütterung hervorging. Die durchschnittliche DVN-Menge von 16,74 mg deutet ebenfalls schon auf unzureichende Fütterung hin, da bei einem Tiergewicht von 100 g und uneingeschränktem Futterverzehr der DVN etwa 22,2 mg [8] bzw. 24,6 mg [3] betragen müßte.

Bei extremer Reduktion des Futters auf 2,95 g sinkt der DVN sogar bis auf 7,72 mg (Tab. 4).

Die Versuche an den 6 *Ratten mit dem höheren Gewicht* (Nr. 7—12) ergaben ein gleiches Bild und lassen ebenfalls eine stark negative Beeinflussung der DVN-Menge durch Mangelfütterung erkennen.

Im Versuch Tab. 5 wurden jedem Tier 18,74 g Futter pro Tag vorgesetzt. Das ist die doppelte Menge des im 1. Versuch (Tab. 1) eingewogenen und nur von Nr. 1 und 3 an einigen Tagen verzehrten Futters. Auch in diesem Versuch (Tab. 5) wurde die Futtermenge nur von Nr. 9 an den ersten beiden Tagen restlos verzehrt, während alle übrigen Tiere erhebliche Futterreste zurückließen. Der in der Tabelle angegebene Duchschnitt von 12,75 g Trockensubstanzverzehr ist jedoch nur deshalb so gering, weil die Tiere vor allen Dingen an den letzten beiden Tagen des Versuches, wie das schon bei der Besprechung des ersten Versuches hervorgehoben worden ist, die anfängliche Freßlust verloren. Wenn man sich den Durchschnitt der ersten vier Tage ohne Berücksichtigung des 5. und 6. Tages errechnet, so ergibt sich ein Verzehr von 14,39 g Trockensubstanz, was den tatsächlichen und normalen Verhältnissen durchaus entsprechen dürfte, da auch COLUMBUS [3] für Ratten der Gewichtsgruppe 170 bis 180 g einen Verbrauch von 14,1 g N-freiem Futter/Tag angibt.

Tabelle 5

Ratte Nr. 7 Gewicht g 174,84		8 174,12		9 174,14		10 154,50		11 169,70		12 170,10	
	Fu g	DVN mg	Fu g	DVN mg	Fu g	DVN mg	Fu g	DVN mg	Fu g	DVN mg	Fu g	DVN mg
1. Tag	15,56	36,34	17,47	29,12	18,74	29,96	15,44	33,21	16,14	31,64	13,54	—
2. „	16,06	35,03	14,54	29,36	18,74	36,22	13,79	38,15	14,74	38,64	13,74	32,37
3. „	13,50	39,70	14,20	33,60	14,72	35,33	11,83	35,00	13,50	21,00	11,30	27,38
4. „	13,64	41,49	14,04	32,08	15,04	31,64	10,74	37,96	12,09	21,84	12,34	29,23
5. „	11,08	39,64	11,80	5,60	9,15	35,72	8,95	32,20	9,70	28,44	9,25	30,46
6. „	6,64	30,52	10,04	32,14	9,64	24,41	9,44	25,87	7,69	41,66	10,04	36,56
∅	12,75	37,12	13,68	26,98	14,34	32,21	11,70	33,73	12,31	30,54	11,70	31,20

∅ Futter *12,75 g*
DVN *31,96 mg*

Hier müssen sich zwischen den DVN-Ergebnissen der Versuche von NEHRING [8] einerseits und denen von COLUMBUS [3] und mir andererseits größere Unterschiede ergeben, da NEHRING in allen Versuchen, also auch in denen mit 170—180 g schweren Ratten, nur 10 g Futter/Tier verabreicht hat. Tatsächlich sind diese Unterschiede auch vorhanden, indem NEHRING einen DVN-Durchschnitt von 25,7 mg fand, während der von COLUMBUS gefundene Durchschnitt von 34,54 mg um 8,84 mg höher liegt und mit meinem im Versuch Tab. 5 angegebenen Durchschnitt von 31,96 mg gut übereinstimmt.

Im 6. Versuch (Tab. 6) habe ich die im Versuch Tab. 5 angegebene Ration von 18,74 g um die Hälfte reduziert mit dem Erfolg, daß bei keinem der Tiere

Futterreste zurückblieben. Der Durchschnitt der DVN-Menge kommt dem von NEHRING mit 25,7 mg angegebenen infolge fast gleicher verzehrter Futtermenge (10 g bzw. 9,38 g) recht nahe, liegt aber im Vergleich zu dem bei ausreichender Futtermenge erzielten normalen Durchschnitt von 31,96 mg entschieden zu niedrig. Wenn man diese niedrigen Werte für die Bestimmung der „wahren Verdaulichkeit" von Eiweißstoffen verwendet, so kommt man zu unrichtigen Zahlen, da die „wahre Verdaulichkeit" in solchen Fällen verringert wird.

Tabelle 6

Ratte Nr. 7 Gewicht g 187,20			8 196,00		9 189,20		10 163,12		11 182,50		12 189,05	
	Fu g	DVN mg	Fu g	DVN mg	Fu g	DVN mg	Fu g	DVN mg	Fu g	DVN mg	Fu g	DVN mg
1. Tag	9,36	29,68	9,36	20,04	9,36	22,62	9,36	30,40	9,36	25,81	9,36	22,84
2. „	9,36	14,50	9,36	18,20	9,36	23,68	9,36	22,12	9,36	27,55	9,36	21,16
3. „	9,34	16,52	9,34	8,40	9,34	19,04	9,34	28,16	9,34	23,96	9,34	13,44
4. „	9,36	18,98	9,36	25,36	9,36	16,57	9,36	22,12	9,36	28,33	9,36	23,52
5. „	9,44	23,74	9,44	23,74	9,44	25,87	9,44	22,73	9,44	24,92	9,44	20,44
6. „	9,42	19,26	9,42	12,76	9,42	18,20	9,42	21,28	9,42	23,24	9,42	14,50
∅	9,38	20,45	9,38	18,08	9,38	21,00	9,38	24,47	9,38	25,64	9,38	19,32

∅ Futter *9,38 g*
DVN *21,49 mg*

Bei einem Vergleich der Ergebnisse der beiden letzten Versuche (Tab. 7 u. 8) kann man die Richtigkeit dieser Schlußfolgerung ebenfalls deutlich erkennen. Im Versuch Tab. 7 hatten die Tiere das Futter zur Aufnahme ad libitum zur Verfügung, so daß der Verzehr von 14,66 g für die Gewichtsgruppe 190 bis 200 g, der von COLUMBUS mit 14,4 g angegeben wird, eine normale, den Futterbedarf der Tiere entsprechende Höhe erreichte. Der mit 31,49 mg ermittelte DVN stimmt sowohl mit der von COLUMBUS bei ausreichender Fütte-

Tabelle 7

Ratte Nr. 7 Gewicht g 203,40			8 200,60		9 185,30		10 202,10		11 169,48		12 205,22	
	Fu g	DVN mg	Fu g	DVN mg	Fu g	DVN mg	Fu g	DVN mg	Fu g	DVN mg	Fu g	DVN mg
1. Tag	15,38	28,28	15,06	25,20	15,38	31,30	15,38	26,48	15,08	26,37	15,38	27,10
2. „	14,37	28,28	11,93	34,32	14,37	32,08	14,37	—	12,97	31,19	14,37	30,24
3. „	15,35	29,73	14,76	43,12	15,35	31,47	15,35	35,56	12,39	30,35	15,35	32,98
4. „	15,36	29,06	15,36	36,23	15,36	47,04	15,36	33,37	12,56	27,72	15,36	34,10
5. „	15,36	27,77	14,18	28,50	15,36	29,23	15,36	31,24	11,94	26,48	15,36	30,01
6. „	15,37	28,84	14,54	37,80	15,37	44,07	15,37	30,46	12,03	25,87	15,37	30,18
∅	15,20	28,66	14,31	34,20	15,20	35,87	15,20	31,42	12,83	28,00	15,20	30,77

∅ Futter *14,66 g*
DVN *31,49 mg*

rung mit 34,86 mg angegebenen Zahl als auch mit dem Durchschnitt der Tab. 5 von 31,96 mg überein.

NEHRING hat seine Versuche nur bis zu einem Tiergewicht von 180 g durchgeführt, so daß in seiner Tabelle[8] kein Vergleichswert für das Ergebnis des letzten Versuches (Tab. 7) enthalten ist.

Im achten Versuch (Tab. 8) erhielten die Tiere 5,90 g Futter, also die doppelte Menge des im Versuch Tab. 4 an die Tiere der Gewichtsgruppe 100 bis 110 g verabfolgten Futters.

Tabelle 8

Ratte Nr. 7 Gewicht g 206,30		8 209,20		9 207,25		10 208,62		11 173,70		12 209,63	
	Fu g	DVN mg	Fu g	DVN mg	Fu g	DVN mg	Fu g	DVN mg	Fu g	DVN mg	Fu g	DVN mg
1. Tag	5,94	10,13	5,94	4,81	5,94	9,68	5,94	17,36	5,94	14,22	5,94	18,81
2. „	5,91	3,86	5,91	22,12	5,91	23,68	5,91	23,24	5,91	9,24	5,91	13,94
3. „	5,90	19,15	5,90	12,60	5,90	26,04	5,90	22,90	5,90	18,48	5,90	24,64
4. „	5,89	18,81	5,89	11,98	5,89	14,84	5,89	21,95	5,89	13,32	5,89	23,07
5. „	5,89	17,64	5,89	14,89	5,89	10,64	5,89	20,49	5,89	17,30	5,89	19,43
6. „	5,89	20,49	5,89	9,80	5,89	22,00	5,89	25,36	5.89	13,60	5,89	25,31
Ø	5,90	15,01	5,90	12,70	5,90	17,81	5,90	21,88	5,90	14,36	5,90	20.87

Ø Futter *5,90 g*
DVN *17,11 mg*

Bei diesem extrem geringen Verzehr fällt die DVN-Menge sehr stark ab und beträgt mit 11,17 mg etwas mehr als die Hälfte des im Versuch Tab. 7 berechneten Durchschnitts.

Besprechung der Ergebnisse

Aus den Ergebnissen der beschriebenen Versuche kann gefolgert werden, daß man bei der Durchführung von Versuchen mit N-freier Diät zur Bestimmung der biologischen Wertigkeit oder der „wahren Verdaulichkeit" von Eiweißstoffen streng darauf achten muß, daß den Tieren genügend Futter zur Verfügung gestellt wird, da man mit unzureichenden Futterrationen nicht die von den Tieren tatsächlich abgegebenen DVN-Mengen erzielt. Besonders deutlich wird dieser Befund durch einen Vergleich der Tab. 7, wo den Tieren das Futter zur Aufnahme ad libitum angeboten wurde, mit den durch Hungerrationen erzielten Ergebnissen der Tab. 8. Durch die starke Kürzung der Futterration von 14,66 g (Tab. 7) auf 5,90 g (Tab. 8) fiel der DVN auf 54,33% der normalen DVN-Ausscheidung (31,49 mg) ab. Ein ähnliches Resultat ergibt sich auch aus dem Vergleich der Tab. 4 u. 3. Hier betrug der DVN nach Kürzung der Futtermenge von 7,69 g (Tab. 3) auf 2,95 g (Tab. 4) sogar nur noch 46,11% der Menge, die mit der annähernd den Bedarf deckenden Ration von 7,69 g erreicht wurde. Aber auch dann, wenn die täglichen Futterrationen weniger stark, z. B. von 12,75 g (Tab. 5) auf 9,38 g (Tab. 6), also annähernd bis auf die Menge, die NEHRING in all seinen Versuchen verabreichte, reduziert wurde, betrug der DVN nur 67,24% des in Tab. 5 angegebenen Normalwertes.

Es empfiehlt sich, N-freie Versuche nicht auf zwei Hauptversuchstage zu beschränken, sondern zum Ausgleich der nicht unbeträchtlichen täglichen Schwankungen der DVN-Menge auf 4 Hauptversuchstage auszudehnen, wie NEHRING [8] dies schon vorgeschlagen hat. Aus einigen Versuchen dieser Arbeit (Tab. 1 u. 5) geht andererseits hervor, daß es unzweckmäßig ist, die Hauptversuchszeit auf 6 Tage zu verlängern, da die Freßlust der Versuchstiere am 5. und 6. Tag merklich nachläßt.

Zusammenfassung

In der vorliegenden Arbeit wurde in Versuchen an Ratten mit N-freier Diät die Frage überprüft, ob und inwieweit durch Veränderung der täglichen Futterrationen der DVN seiner Menge nach beeinflußt werden kann. Durch Gegenüberstellung von Versuchsergebnissen, die mit ausreichenden Futterportionen erzielt wurden, mit anderen, denen Mangelfütterung zugrunde lag, konnte bewiesen werden, daß die Futtermenge einen ausschlaggebenden Faktor für die Exaktheit der DVN-Werte darstellt. Durch Kürzung der zur Sättigung ausreichenden Rationen bis auf ausgesprochene Hungerrationen konnte der DVN erheblich verringert werden, in einem Versuch sogar bis auf 46,11% des normalen Wertes. Es wird vorgeschlagen, bei künftigen Versuchen dieser Art den Tieren soviel Futter anzubieten, wie zur Sättigung der Tiere in den verschiedenen Gewichtsklassen erforderlich erscheint. Entsprechende Bedarfszahlen sind von COLUMBUS [3] angeführt worden.

Literaturverzeichnis

1 BEHM, G.: Über den Einfluß der Rohfaser im Futter auf die Menge des Darmverlust-Sticktoffs, nach Versuchen an Ratten, Kaninchen und Schweinen. Arch. f. Tierern. 4. 1954. 197.

2 COLUMBUS, A.: Die Variabilität der biologischen Eiweißwertigkeit unter verschiedenen Bedingungen, nach Stoffwechselversuchen an wachsenden Schweinen. Arch. f. Tierern. 1. 1950. 36.

3 COLUMBUS, A.: Stickstoff-Grundumsatz und Methodik der Bestimmung der biologischen Eiweißwertigkeit nach dem N-Bilanzverfahren bei wachsenden Ratten. Arch. f. Tierern. Beiheft 4. 1954. 51.

4 COLUMBUS, A.: Problematik der Methoden zur Bestimmung der biologischen Eiweißwertigkeit. Wiss. Abhandlg. d. Deutschen Akademie der Landwirtschaftswissenschaften zu Berlin. Bd. V/2. 1954. 327.

5 COLUMBUS, A.: Der Stickstoff-Grundumsatz bei wachsenden Kaninchen, und eine Bilanz-Methodik zur Bestimmung der biologischen Eiweißwertigkeit. Arch. f. Tierern. Beiheft 5. 1954. 146.

[6] COLUMBUS, A.: Eine Stoffwechsel-Käfig-Batterie für N-Bilanz-Versuche an wachsenden Ratten. Arch. f. Tierern. 1. 1950. 321.

[7] MANGOLD, E. u. G. BEHM: Der Einfluß des Rohfasergehaltes im Futter auf die Durchgangszeiten bei Schweinen. Arch. f. Tierern. Beiheft 5. 1954. 10.

[8] NEHRING, K.: Untersuchungen über die biologische Wertigkeit von Eiweißfutterstoffen. Arch. f. Tierern. Beiheft 5. 1954. 110.

[9] ZIMMERMANN, G.: Die Wirkung der Hitzebehandlung auf den Nährwert des Eiweißes in Nahrungs- und Futtermitteln. Diss. ETH. Zürich. 1952.

Eingegangen am 12. 3. 55

FSC
www.fsc.org
MIX
Papier | Fördert
gute Waldnutzung
FSC® C083411

Zeitfracht Medien GmbH
Ferdinand-Jühlke-Straße 7
99095 Erfurt, Deutschland
produktsicherheit@kolibri360.de